RELEVÉ

DES

PRINCIPALES OPÉRATIONS

CHIRURGICALES

PRATIQUÉES PAR

LE DOCTEUR DUMAZ

DANS SA CLIENTÈLE

Mémoire présenté à la Société médicale
de Chambéry.

CHAMBÉRY
IMPRIMERIE C.-P. MÉNARD
RUE JUIVERIE, HÔTEL D'ALLINGES

1879

RELEVÉ

DES

PRINCIPALES OPÉRATIONS

CHIRURGICALES

PRATIQUÉES PAR

LE DOCTEUR DUMAZ

DANS SA CLIENTÈLE

Mémoire présenté à la Société médicale
de Chambéry.

CHAMBÉRY
IMPRIMERIE C.-P. MÉNARD
RUE JUIVERIE, HÔTEL D'ALLINGES

1879

Huit ans après avoir quitté les bancs de l'Ecole, j'ai voulu jeter un coup d'œil en arrière sur la mise en pratique de l'enseignement chirurgical que j'avais suivi auprès de mes maîtres pendant mon internat dans les hôpitaux de Paris. Cet examen rétrospectif, facile surtout en chirurgie, cette comparaison établie entre la leçon du professeur et son expérience à soi, ne se font pas sans profit.

J'avais bien, pendant que j'étais l'interne d'Adolphe Richard et de Dolbeau, à Beaujon, de Tillaux, à Saint-Antoine, dirigé un service de chirurgie de 80 à 100 lits, pendant un certain temps; j'avais eu aussi l'occasion, pendant la guerre de 1870-71, et durant toute la Commune, alors que les internes seuls remplaçaient leurs chefs de service, de pratiquer un grand nombre d'opérations sous ma propre responsabilité. Mais tout cela se passait dans un milieu essentiellement favorable, aidé par des collègues qui sont des camarades et des amis, assisté par un personnel hospitalier admirablement dressé, loin des parents et des commérages, disposant d'un outillage perfectionné et complet, entouré en un mot de tout ce qui peut contribuer au succès.

4

Dans la clientèle, les conditions sont bien différentes. L'entourage du malade est exigeant, l'assistance souvent incomplète, l'outillage insuffisant; il y a, quoi qu'on fasse, des intéressés à relever les plus petites fautes; enfin il y a la crainte de l'insuccès qui retient toujours le chirurgien qui entreprend une opération dans des conditions défavorables. Mais j'ai hâte d'ajouter, et je suis heureux de le dire, que j'ai rencontré chez mes confrères de la ville une grande sympathie, et chez la plupart d'entre eux une vraie amitié, qui m'a aidé à supporter les moments difficiles, inséparables des débuts et de la pratique chirurgicale.

Je vais passer en revue mes opérations et en déduire les conséquences que la pratique de la chirurgie dans la clientèle m'a suggérées. Je les grouperai sous différents chefs, sans les rapporter tout au long, et je ferai suivre chaque groupe de mes réflexions à leur sujet.

RELEVÉ

DES

PRINCIPALES OPÉRATIONS CHIRURGICALES

Hernies.

Observation de hernie étranglée. — Opération. — Guérison.

Mme M..... C....., âgée de 44 ans, a une hernie crurale droite depuis plusieurs années. Cette hernie n'est jamais sortie, elle est maintenue par un bandage.

Dans le mois d'août 1872, se trouvant à la montagne du col des Encombres, sa hernie sort et s'étrangle. Son mari descend à Moûtiers chercher un médecin. Le Dr Trésal arrive, et, ne pouvant réduire, fait appliquer de la glace sur la tumeur, puis redescend. Le mari, voyant les vomissements revenir plus fréquents, part le lendemain pour Chambéry. Je remonte avec lui au col des Encombres en passant par St-Michel, où le docteur Rostaing se joint à moi. Nous arrivons auprès de la malade le matin du 4me jour depuis le début de l'étranglement.

Immédiatement je ponctionne avec l'aspirateur de Dieulafoi la tumeur pour pratiquer le taxis, qui s'opère avec plus de succès quand on a retiré un peu du con-

6

tenu gazeux ou liquide. Le taxis restant infructueux, la malade est chloroformisée, et je pratique le débridement au niveau de l'anneau.

L'opération eut un plein succès, et après huit jours passés auprès de la malade, dans un chalet à 2,500 mètres d'altitude, je la laissai en pleine convalescence.

Observation de hernie étranglée. — Réduction. — Guérison.

Mlle G..... M....., d'Arbin, âgée de 22 ans, fut prise, en avril 1873, d'étranglement herniaire. Le Dr Dubouloz avait pratiqué le taxis, qui n'avait pas abouti. La hernie était une crurale gauche ; j'aspirai avec l'appareil de Dieulafoi un peu du contenu liquide et gazeux, et la réduction fut obtenue ensuite très-facilement.

Observation de hernie étranglée. — Réduction. — Guérison.

M. L..... P....., de Laffin, près d'Aix, âgé de 70 ans, porte une hernie inguinale droite qu'il maintient au moyen d'un bandage. Il a posé son appareil contentif et a remué un tonneau vide, sa hernie est sortie ; il a fait des tentatives de réduction. L'étranglement s'est produit ; le Dr Petit n'a pu opérer la rentrée ; la tumeur est douloureuse. Appelé par mon confrère, je soumets le malade aux vapeurs de chloroforme, et à la première tentative de taxis l'intestin est rentré.

Observation de hernie étranglée. — Réduction. — Guérison.

G........ P....., agriculteur, de Drumettaz-Clarafond, âgé de 62 ans, est à l'hôpital d'Aix-les-Bains pour un étranglement herniaire. La tumeur est inguinale droite, très-douloureuse, et l'intestin dehors depuis quatre jours. Les docteurs Blanc, Petit et Brachet ont fait des tentatives de taxis qui sont restées sans effet. Ils étaient décidés à pratiquer l'opération de la kélotomie quand je fus appelé. Le malade ayant été chloroformé, l'intestin fut évacué, en partie, du gaz et du liquide que l'étranglement y retenait prisonnier, et, aussitôt après, la réduction de l'anse intestinale se produisit avec le gargouillement classique.

Observation d'étranglement herniaire. — Réduction. — Persistance
de l'étranglement par le collet du sac. — Mort.

D..... J...., fermier à Cognin, est pris en juillet 1877 d'accidents d'obstruction intestinale. Le malade est porteur d'une hernie inguinale gauche qui s'est étranglée; je le vis avec mon confrère le Dr Chamousset; la réduction fut obtenue sans effort. Nous crûmes que tout rentrerait dans l'ordre, quand, le lendemain, on nous informa que les vomissements avaient persisté; nous fûmes fort surpris, et de cette persistance, et de la négligence des parents à nous informer si tardivement de la continuation des accidents.

L'étranglement existait en effet dans l'abdomen par le collet du sac, puisque l'anneau herniaire était libre. Nous essayâmes la douche ascendante avec une

8

sonde rectale et un syphon d'eau de seltz pour faire
cesser la constriction ; nous n'en retirâmes aucun
succès. D'autre part, le malade, vieillard d'un certain
âge, était très-affaibli, et ne se décida pas à nous laisser
aller à la recherche de l'étranglement. Il succomba en
effet peu après notre tentative.

Observation de hernie crurale étranglée. — Réduction. — Guérison.

Le 7 septembre 1879, je fus appelé par le D^r Du-
boulöz, auprès d'une dame atteinte, depuis vingt-quatre
heures, d'un étranglement d'une hernie crurale gauche.
La tumeur, petite, globuleuse, dure, avait résisté au
taxis. Nous fîmes respirer à la malade du chloroforme,
et, pendant l'anesthésie, la tumeur fut piquée avec
l'aspirateur Dieulafoi; il en fut retiré une dizaine de
grammes d'un liquide brun foncé, presque inodore ;
aussitôt la tumeur s'affaissa, et la pression digitale fit
rentrer la fraction d'intestins qui était pincée dans
l'anneau crural. Le lendemain, le cours des matières
fécales était rétabli, et peu après la guérison fut complète.

Réflexions. — Ces quelques observations de hernies
étranglées m'ont confirmé dans la pratique que j'ai vu
suivre par les chirurgiens à l'école desquels j'ai été,
et qu'on peut résumer ainsi : n'opérer que quand le
taxis a échoué; n'admettre l'insuccès du taxis que
lorsqu'il a été pratiqué sous le chloroforme et après
l'évacuation partielle de l'anse intestinale avec l'aspirateur Dieulafoi, moyen reconnu pour inoffensif dans
tous les cas.

Ne pas s'obstiner à pratiquer le taxis simple quand deux ou trois essais sérieux ont échoué, et arriver d'abord au taxis pendant l'anesthésie chloroformique.

Quand le taxis, précédé de l'aspiration capillaire, a échoué, pratiquer le débridement séance tenante.

Quand l'étranglement persiste après la réduction, aller à sa recherche en débridant, car, sans cela, la mort arrive fatalement.

Tumeurs du sein.

Observation d'adéno-sarcome du sein. — Opération. — Guérison.

En février 1873, la nommée T...... L....., âgée de 54 ans, vint me demander si je voulais lui opérer une grosseur du sein gauche. A l'Hôtel-Dieu de Chambéry l'opération avait été jugée inopportune parce que la tumeur était accompagnée d'engorgement ganglionnaire dans l'aisselle, du même côté. Cette tumeur, grosse comme un œuf de poule, était dure, rénitente, adhérente à la peau, non douloureuse au toucher, occasionnait des élancements dans tout le sein; elle s'étendait du mamelon vers le bord du grand pectoral. Dans le creux axillaire, un seul ganglion, gros comme une noisette, indiquait que l'ablation de cet adéno-sarcome était urgente.

Avec l'assistance des docteurs Dénarié et Basin, je fis une incision en raquette, qui comprenait à la fois la tumeur et le ganglion.

Quelques heures après l'opération, une hémorrhagie,

produite par une artériole non liée, fut la seule particularité de la cicatrisation, qui se fit normalement en trois semaines. La réunion par première intention tentée ne fut pas obtenue.

———

Observation d'adénome du sein. — Opération. — Guérison.

A Aiguebelle, en février 1873, j'ai pratiqué l'ablation d'une tumeur du sein avec le Dr Piot. Cette tumeur présentait les caractères suivants : dure, rénitente, sans adhérence à la peau, grosse comme un œuf de pigeon, non accompagnée de ganglion, indolore, siégeant dans le sein gauche. Le néoplasme fut enlevé sans perte de substance de la peau, et la cicatrisation se fit par suppuration parce que la réunion par première intention tentée n'eut pas lieu.

———

Observation de fibrome du sein. — Opération. — Guérison.

Mlle M..... G....., âgée de 20 ans, avait une tumeur dans le sein gauche, située au-dessous du mamelon, et grosse comme une noix, non adhérente à la peau, excessivement dure, arrondie, nullement rénitente, dont le tissu (ce que j'ai constaté après son ablation) criait sous le scapel et offrait un aspect très-blanc. Cette jeune personne fut opérée par moi à Aix, en juin 1874, avec le Dr Petit. J'essayai encore la réunion par première intention, mais je ne pus l'obtenir; la guérison se fit en trois semaines.

———

Observation de carcinome du sein. — Opération. — Récidive.

Le Dr Brachet, d'Aix-les-Bains, me montra, en décembre 1874, Mme H....., qui avait entre la clavicule, le sternum et le mamelon, un cancer ulcéré du sein en forme de torche, sans engorgement ganglionnaire. Comme la tumeur n'adhérait pas encore aux côtes et que la famille et la malade nous sollicitaient pour tout tenter en vue de la guérison, nous opérâmes cette tumeur. La plaie obtenue avait la surface d'un cercle de 12 à 14 centimètres de diamètre. Le bourgeonnement de cette plaie avait une activité incroyable ; en 10 à 15 jours, les côtes, que l'on avait mises à nu, étaient déjà recouvertes par du tissu de nouvelle formation, ce qui est toujours un prodrome de récidive. Néanmoins, la malade gagna quelques mois d'amélioration notable et crut à sa guérison quand elle vit cette large plaie se fermer. Mais, à peine ce résultat obtenu, dans la cicatrice elle-même il se forma un certain nombre de grains ou noyaux durs de tissu malade, et, malgré l'acharnement que je mis à les détruire avec les caustiques, et la persistance à modifier l'état général avec de l'eau de Challes, la prolifération néoplasique l'emporta et reproduisit la tumeur cancéreuse. La malade ne tarda pas à succomber une année après la première opération. Nous avions gagné de prolonger l'existence de quelques mois et de démontrer à la famille l'impuissance de l'art.

Observation d'adéno-sarcome. — Opération. — Récidive.
Guérison.

Mlle L...... P...... avait une tumeur dans la partie externe du sein qui datait de 18 mois. La dureté rénitente, l'adhérence à la peau, le développement lent, l'absence d'adénopathie axillaire, la rareté des élancements douloureux faisaient admettre la nature adéno-sarcomateuse de la tumeur. Ce néoplasme, gros comme un œuf de poule, fut enlevé avec l'assistance du docteur Chamousset. La réunion par première intention ne fut pas cherchée. La guérison fut complète en 40 jours.

Deux ans après (1877), la tumeur s'était reproduite au-dessous de la cicatrice, sans engorgement ganglionnaire. Avec le concours de MM. Guillemin, Masson et Chamousset, j'extirpai la tumeur avec le thermo-cautère Paquelin, non parce que cet instrument fût ici indispensable ou indiqué, mais pour me rendre compte des effets obtenus par le feu sur les tissus. Cette méthode ne me procura pas d'autre avantage que de n'avoir aucune perte de sang, ce qui, chez la malade, âgée de 69 ans, n'était pas sans valeur. Je reconnus que l'opération y avait perdu en rapidité comme exécution. La cicatrisation fut normale, comme la première fois.

Observation d'adéno-sarcome du sein. — Opération.
Pansement de Lister. — Guérison.

Mme P..... fut opérée en juillet 1878, avec MM. Dénarié, Massola et Chamousset, pour une tumeur du sein droit, siégeant entre le mamelon et le bord du grand pectoral. Ce néoplasme, dur, rénitent, adhérent par un point à la peau, dépourvu d'engorgement ganglionnaire, était gros comme une petite orange. Le début en remontait à 18 mois environ; un traitement médical n'avait pu en arrêter la marche. La plaie de l'opération fut pansée avec le pansement de Lister antiseptique, et les artères furent liées avec le cat-gut. Comme j'ai eu l'occasion de le remarquer dans les hôpitaux de Paris, ce qui caractérise le pansement antiseptique de Lister, c'est le peu de réaction inflammatoire consécutive à l'opération et la rareté de la suppuration. La cicatrisation fut définitive en 50 jours.

Observation de carcinome du sein. — Opération.

Mme O....., de St-François, fut opérée en mai 1878 avec le thermo-cautère Paquelin. MM. Guillemin, Veyrat et Basin m'assistaient pendant mon intervention chirurgicale. La situation de cette pauvre malade était critique. Un médecin lui avait dit qu'elle ne pouvait guérir que par une opération. A Chambéry, un chirurgien lui avait affirmé que l'opération n'était pas indiquée. Elle vint chez moi, découragée et disant : « Faut-il donc que je meure, puisqu'on ne veut pas « m'opérer, et que l'opération seule me guérira. » Là conduite à tenir était délicate; refuser de l'opérer, c'était lui dire : « Vous êtes perdue sans ressource. » D'autre part, extirper une tumeur ulcérée, accompagnée d'adénopathie axillaire jusqu'au creux sus-claviculaire, c'était compromettre l'art. La question humanitaire l'emporta, et je me décidai à enlever ce cancer pour démontrer à la malade et à sa famille que lorsqu'elle succomberait plus tard, il n'y avait aucun reproche à s'adresser à soi ou au médecin, puisque tout avait été tenté.

L'état général de la malade et la prolifération ganglionnaire jusqu'autour des gros vaisseaux de l'aisselle me déterminèrent à employer le thermo-cautère Paquelin. Je n'eus pas à regretter ce choix, puisqu'en extrayant les ganglions indurés du creux de l'aisselle j'ouvris une grosse veine aboutissant dans l'axillaire qui fut fermée par le cautère. J'appliquai un pansement antiseptique au phénol, et la cicatrisation de cette vaste plaie, large comme la main, fut obtenue en deux mois. Quand je revis la malade, quatre mois après, elle me raconta que depuis son opération elle avait failli succomber à un érysipèle ; je constatai alors que la malade était mieux comme état local et général, sinon à l'abri de toute récidive. N'aurait-elle gagné que quelques mois de vie, que mon opération serait justifiée, en dehors même de la raison déterminante indiquée précédemment.

Réflexions. — Relativement au mode de pansement, il est incontestable que la méthode antiseptique de Lister s'oppose à la piogénèse et partant à la fièvre qui l'accompagne.

Au point de vue de l'instrument, le thermo-cautère ne doit être employé que quand il y a une indication spéciale, et dans ces cas il ne faut pas s'en servir pour couper la peau, c'est trop long et trop pénible. Dans ma dernière opération, le couteau en platine s'est détérioré sous l'influence de la haute température exigée pour sectionner le tégument externe.

Dans toutes ces opérations, j'ai pu reconnaître la supériorité de la torsion des artères sur la ligature, fait démontré par mon maître, le professeur Tillaux, pendant que j'étais son interne, en 1871, à St-Antoine.

J'ai constaté qu'il est une région où la réunion par première intention ne peut jamais réussir, c'est le sein, parce que le tissu graisseux est trop défavorable à pareil processus pathologique. Mes deux opérations, pratiquées pour de petites tumeurs chez des personnes de 20 ans et à la campagne, le prouvent surabondamment.

Enfin, il est des cas où, par humanité, il faut opérer des tumeurs diagnostiquées malignes, parce qu'il importe quelquefois de démontrer l'impuissance de la chirurgie. Cette cause déterminante n'a aucune influence dans les hôpitaux, mais dans la clientèle privée, il faut en tenir compte. De même le médecin fait suivre au malade un genre de traitement ou prescrit un remède exigé par ce dernier, uniquement pour mettre sa responsabilité à couvert. De même les parents du malade pourraient dire : On l'a laissé mourir, et cela ne serait pas arrivé si on l'avait opéré.

Quant aux tumeurs bénignes et à celles dont le diagnostic est douteux, avec ou sans ganglion axillaire, il faut les opérer de bonne heure ; c'est le meilleur moyen d'éviter les récidives et les grandes plaies.

Diverses tumeurs solides ou molles extérieurement situées.

Observation d'épithéliome de la peau. — Opération avec l'anesthésie localisée.

En juillet 1872, j'ai opéré avec l'anesthésie localisée, obtenue par l'appareil Richardson, un petit cancer de la

plante du pied. La malade était une femme nommée C...,
âgée de 71 ans; la tumeur avait la grosseur d'une noix,
était dure, saignante, et récidiva quelques mois après
en emportant la malade.

Observation d'épithéliome vulvaire. — Opération avec l'écraseur.

Pendant mon internat chez Adolphe Richard, à l'hôpital Beaujon, en 1869, j'avais opéré, lors d'une des
longues et fréquentes absences de ce chef de service,
une jeune fille de 28 ans, qui portait sur la partie antérieure des grandes lèvres et sur tout le périnée, un
épithéliome en forme de chou-fleur. — Le même fait
s'est présenté à Aiguebelle chez la nommée M......,
âgée de 19 ans. L'ensemble de la tumeur avait le volume
d'une orange, et ce qui caractérise cette prolifération,
c'est l'artérialisation qui existe dans chaque fragment
du néoplasme végétatif.

La malade ayant été chloroformée, je fis tomber, avec
l'assistance des docteurs Piot et Fodéré, chaque bran-
che de ce chou-fleur avec l'écraseur; puis je touchai
chaque pédicule avec un caustique énergique. J'évitai
ainsi l'hémorrhagie et la récidive. La guérison fut
très-rapide.

Observation d'épithéliome de la peau du cou. — Opération. Guérison.

M. D......, directeur d'une administration de l'Etat,
portait à la partie latérale droite du cou, au-devant du
sterno-cléido-mastoïdien, une tumeur dure, résistante,

indolore, sans adénopathie, longue de six à sept centimètres et large de quatre environ, ayant une coloration ardoisée et violacée, ce qui faisait craindre la vascularité. Avec le concours du Dr Dénarié, cette tumeur fut enlevée avec l'épaisseur de la peau sur laquelle elle était implantée, et à l'aide de trois points de suture la réunion par première intention fut obtenue.

Observation de kyste-dermoïde du sourcil gauche. — Opération. Guérison.

En janvier 1875, je vis, avec le Dr Delcominète, M. C....., qui portait dans la moitié externe du sourcil gauche une petite tumeur, grosse comme une noisette, demi-molle, sans changement de coloration de la peau, qui s'était développée graduellement et lentement sans produire aucune douleur. Pendant que le malade était sous l'influence du chloroforme, le petit kyste fut décortiqué de son enveloppe cutanée, et la plaie réunie par première intention. Le contenu était une matière blanche analogue à de l'axonge. La cicatrisation fut complète en trois fois vingt-quatre heures.

Deux observations de cancroïde de la lèvre inférieure. — Opération. Guérison.

M. P....., agriculteur à Albens, et le fermier de M. de M...... portaient chacun à la lèvre inférieure un cancroïde occupant le tiers de cet organe. Ce néoplasme, non encore ulcéré ni accompagné de retentissement ganglionnaire, avait la grosseur d'une grosse noisette. Avec le concours du Dr Dénarié, je l'enlevai en décrivant une incision en V et je réunis les bords avec une suture entortillée. Le quatrième jour, la réunion par première intention était obtenue.

Observation de carcinome de la première phalange de l'index droit. Opération. — Récidive. — Amputation du doigt. — Récidive.

Mme P..... me montra, en juillet 1876, une tumeur saignante, grosse comme une noix, placée sur la face dorsale de la première phalange du doigt indicateur de la main droite. Cette prolifération, de nature maligne, n'était accompagnée d'aucune adénopathie; douloureuse et d'une consistance charnue, vasculaire et saignante, elle empêchait la malade de se servir de sa main. Avec l'aide du Dr Chamousset, ce néoplasme fut enlevé; la plaie eut un peu de peine à se recouvrir en attirant la peau du voisinage. Cependant, deux mois après, tout était fini.

Dix-huit mois après, il y avait récidive, et cette fois nous fûmes contraints d'amputer le doigt et de le désarticuler d'avec le métacarpien. La plaie, pansée par l'occlusion ouatée de Guérin, se cicatrisa en trois semaines. Je croyais la malade délivrée à jamais, quand l'année suivante, en 1878, elle me montra une tumeur grosse comme une orange, développée en deux mois dans le creux axillaire. La malade avait tardé à me la montrer, parce qu'à aucun prix elle ne voulait supporter une nouvelle opération. Elle succomba rapidement à l'influence infectante de ce carcinome.

Observation de tumeur dermoïde de la tempe gauche. — Opération.
Guérison.

Mlle A......, âgée de 16 ans, demandait à être débarrassée d'une tumeur grosse comme une noix, placée exactement sur la région temporale entre le sourcil et l'oreille. Cette grosseur, d'une consistance demi-molle, était indolore, sans retentissement ganglionnaire, et n'avait qu'un inconvénient, celui de défigurer une jolie personne. La malade ayant été endormie avec le chloroforme, je pratiquai l'opération avec l'assistance du Dr Chamousset.

Une incision verticale fut faite sur le milieu de la tumeur, celle-ci énuclée dans son enveloppe et la réunion par première intention tentée avec la suture entortillée moyennant quatre épingles.

Fait qui me surprit, le 3e jour j'étais obligé d'enlever les épingles et de panser à plat; il s'était formé du pus sous les lambeaux. Cette particularité ne nuisit pas à la guérison; elle nous révélait seulement que le sujet opéré ne jouissait pas d'une grande vitalité des tissus. En effet, cette jeune personne succomba à la fièvre typhoïde au dixième jour, quelques mois après avoir subi mon opération.

Observation d'épithélioma du col de l'utérus. — Opération avec l'écraseur.

Mme C....., à l'âge de 48 ans, fut prise au moment de la ménopause d'hémorrhagie symptômatique d'une végétation de nature maligne, située sur la lèvre postérieure du col utérin. Sa mère avait succombé à la même affection au même âge. Comme ce néoplasme,

de nature épithéliale, n'occupait pas toute la hauteur du
col, on pouvait tenter de réséquer celui-ci à l'aide de
l'écraseur linéaire de Chassaignac. Cette opération fut
entreprise par moi, avec le concours des Drs Dénarié et
Revel. Le col fut amputé.

Quelques mois après la guérison, il y eut récidive ;
je tentai encore de détruire le mal avec le caustique de
zinc ; mais je ne pus que retarder l'issue fatale, qui survint une année après la seconde opération.

***

Observation d'hypertrophie du col utérin. — Amputation avec l'écraseur.

Mme C..... voulait être délivrée d'une hypertrophie du
col, qui n'avait d'autre inconvénient que de s'opposer
aux devoirs conjugaux. Cette dame, âgée de 28 ans, fut
opérée par moi, en juin 1874, à l'aide de l'écraseur ;
l'allongement hypertrophique qui atteignait l'extérieur
avait une forme effilée et mesurait certainement six à
sept centimètres. La guérison fut complète en trois
semaines.

***

Opération d'exostose sous-unguéale. — Opération.

Un jeune homme, V..... G....., souffrait au gros
orteil gauche et croyait avoir un ongle incarné. Mais
un examen attentif me fit découvrir au-dessous de l'os,
dans sa moitié interne, une induration qui le soulevait.
Le diagnostic d'exostose sous-unguéale ne laissait aucun
doute. J'anesthésiai, avec l'éthérisation obtenue au
moyen de l'appareil de Richardson, l'extrémité du gros
orteil ; j'enlevai la moitié de l'ongle pour mettre la

tumeur à découvert, et celle-ci fut détachée avec un fort bistouri de son implantation osseuse, et la racine détruite avec le caustique de Vienne.

L'ongle a repoussé, et tout est guéri.

Observation de cancroïde de la lèvre inférieure. — Opération. Guérison.

En mars 1873, j'ai opéré M. F....., avec l'aide du Dr Petit, d'une tumeur cancroïde de la lèvre inférieure qui avait la grosseur d'une noisette et occupait le tiers externe gauche. La réunion par première intention fut obtenue, et la cicatrisation effectuée le quatrième jour.

Réflexions. — On retire de grands avantages de l'insensibilisation locale, avec l'appareil de Richardson, dans le cas de petites opérations, pour lesquelles on ne veut pas aller jusqu'au chloroforme, comme, par exemple, ouvrir un abcès ou un panari. J'ai reconnu, comme Dolbeau nous le recommandait toujours, qu'il n'y a aucune utilité pour le chirurgien à ne pas épargner la douleur à son opéré, quelque petite qu'on suppose cette douleur.

Relativement au cancer du col utérin, il est bien rare que le chirurgien soit consulté assez tôt pour que l'amputation soit possible. L'écraseur est un instrument précieux pour intervenir sur cet organe.

Ongle incarné.

C'est surtout pour opérer l'ongle incarné que l'appareil de Richardson rend un véritable service. A ce propos, j'ai constaté que le meilleur procédé opératoire est celui que j'ai vu employer par Cruveilher fils pendant mon internat provisoire. Enlever l'ongle en entier est un moyen long, qui ne remédie pas à la vicieuse conformation de la matrice de l'ongle ; en enlever un morceau sans toucher à la rainure unguéale n'est pas non plus une pratique sans reproche.

Ce qui engendre l'ongle incarné, c'est la chaussure mal faite. Un soulier dont l'extrémité est insuffisante pour loger le gros orteil appuie sur l'ongle et comprime la dernière phalange ; l'ongle, en s'enfonçant dans sa rainure, détermine un gonflement de la partie latérale du doigt ; cette rainure devient alors douloureuse, et la moindre pression sur l'ongle provoque une vive souffrance. L'ongle incarné est produit.

Pour remédier à cet état de chose, il suffit d'enlever le rebord de la rainure unguéale qui s'est tuméfiée et avancée sur l'ongle ; pour cela un simple coup de bistouri suffit. Mais pour être plus sûr de supprimer la cause de la douleur, qui réside dans le bord tranchant de l'ongle appuyant dans sa rainure devenue douloureuse, on enlève, du même coup de bistouri, ce bord tranchant de l'ongle, ou bien après coup avec de forts ciseaux.

Voici donc ce que quinze ou vingt opérations d'ongle incarné, qu'il serait fastidieux de rapporter, m'ont démontré devoir être préféré comme procédé opératoire :

l'anesthésie localisée étant obtenue avec l'éther pulvérisé, on retranche tout le bourrelet charnu qui recouvre l'ongle, puis, avec de forts ciseaux, on enlève le bord de cet ongle que l'incision précédente a mise à nu. On applique un peu de coton sur la plaie, et on l'y fixe avec une bande étroite. Au bout de quelques jours, une huitaine au plus tard, le bord de la rainure s'est cicatrisé, et le malade peut marcher avec sa chaussure en cuir sans la gêne qu'on ressent lorsque le gros orteil n'est pas protégé par l'ongle. Il peut marcher avec des pantoufles dès le lendemain de l'opération.

Ce n'est qu'après avoir essayé les divers procédés que j'en suis revenu à celui que je viens de décrire. Il a encore un autre avantage, c'est de ne pas effrayer le malade. Proposer d'arracher l'ongle est considéré par le vulgaire comme la chose la plus douloureuse de la chirurgie, tandis que proposer de couper un peu de l'ongle avec des ciseaux est accepté sans difficulté et sans terreur.

Tumeurs internes à contenu liquide.

Sous ce titre assez vague, je vais grouper quelques observations fort intéressantes, non-seulement au point de vue chirurgical, mais encore sous le rapport essentiellement pathologique.

Quoique ces histoires morbides se rapportent à des affections différentes par leur nature, elles ont un point commun, c'est la méthode employée pour amener au dehors une collection liquide, située dans la profondeur des organes internes, et dont la nature voulait se débarrasser.

———

Observation de pyélo-néphrite. — Abcès du rein. — Drainage du bassinet. Observation publiée dans le « Lyon médical, » août 1874.

Mme C....., âgée de 38 ans, fut atteinte, en février 1871, de catarrhe de la vessie, sans pouvoir en indiquer la cause. Jamais elle n'avait eu de douleurs rénales; elle fut prise d'envies plus fréquentes d'uriner, d'abord toutes les deux heures, puis toutes les demi-heures. Le diagnostic et le traitement furent faits par deux grands praticiens lyonnais; il n'y eut aucune amélioration.

Lorsque je la vis pour la première fois, en décembre 1872, je la trouvai très-affaiblie, pouvant à peine se tenir debout, ne supportant pas du tout la position assise à cause des douleurs dans le bas-ventre. Très-amaigrie, elle mangeait fort peu; elle était minée par la fièvre hectique.

Les urines, épaisses et purulentes, n'étaient plus retenues dans leur réservoir, et quand elles s'échappaient, c'était avec de vives douleurs. Pas de fausses membranes, pas de sang. Je tentai quelques injections vésicales sans succès.

En avril, il survint tout à coup une constipation opiniâtre, et en palpant l'abdomen, je trouvai au niveau du cœcum une tuméfaction de la grosseur d'un œuf de poule; l'attribuant à un arrêt fécal, j'eus recours aux purgatifs. Rien. Cette tuméfaction lisse, non douloureuse à la pression, parut fluctuante, siégeant entre le rebord des fausses côtes et l'os iliaque, mate; elle présentait les signes d'une fluctuation profonde. Je fis une ponction exploratrice avec l'aspirateur Dieulafoi; le trocart fin fut enfoncé au niveau du bord externe du carré lombaire. Je retirai 250 grammes de pus, clair, dégageant une forte odeur urineuse. Le jour même de cette évacuation, la tumeur avait presque disparu, et les urines redevenaient beaucoup moins troubles. Le surlendemain elles reprenaient leur aspect antérieur. Il y eut un léger mieux.

Quinze jours après, la tumeur avait reparu; nouvelle évacuation avec l'aspirateur de 150 grammes de pus, comme précédemment. La malade se remit un peu, l'appétit revint; la fièvre hectique disparut.

Quelques jours après, réapparition de la tumeur et nouvelle évacuation; mais pour m'opposer au développement de cette poche, danger permanent pour la malade par sa rupture dans le péritoine, je fis une application de caustique au niveau du point ponctionné, puis l'adhérence ayant été obtenue, j'ouvris cette poche communiquant avec le rein, et je plaçai dans l'ouverture un drain en caoutchouc par où s'écoula l'urine du rein droit.

La malade reprit son embonpoint et ses forces; elle fit le voyage de Paris pour consulter nos maîtres sur les moyens à prendre pour guérir sa fistule urinaire et sa cystite qui avait notablement diminué d'intensité. Le réservoir urinaire n'était plus le siége de douleurs; mais comme il avait subi un retrait considérable sous l'influence d'une inflammation chronique persistant plusieurs années, il ne pouvait contenir que fort peu d'urine et se vidait fréquemment toutes les deux heures.

Telle était sa situation en août 1874; elle avait un drain dans le flanc droit par où suintait perpétuellement l'urine avec quelques mucosités; elle avait une incontinence de vessie toutes les deux heures, et ce réservoir rétréci lâchait l'excrétion claire du rein gauche. Des praticiens éminents de Paris pensaient que tout cela resterait incurable, et que le résultat était déjà bien satisfaisant, eu égard à l'issue funeste à laquelle la malade avait échappé. La santé de la malade étant rétablie autant que l'art le permettait, il fallait vivre avec son infirmité, et attendre le travail lent de la nature, parce que, à leur avis, le point de départ de la cystite était une pyélo-néphrite du rein droit, engendrée et entretenue par le séjour de quelque concrétion dans le bassinet.

Malheureusement elle ne sut pas se contenter de cette amélioration, ni attendre l'effet du temps, et elle s'adressa à un autre médecin, qui n'avait pas des renseignements suffisants sur l'historique de l'affection et de son traitement.

J'appris, dans la suite, que la malade succomba, mais j'ignore comment.

Je ne puis séparer de cette observation une autre absolument analogue, et dans laquelle l'art chirurgical fut puissamment aidé par l'instrument du Dr Dieulafoi.

Observation de pyélo-néphrite croupale et graveleuse, sans cystite.

Le 30 avril 1875, je fus consulté par M. B.....; il se plaignait de rendre parfois en urinant, depuis trois ou quatre mois, de petites concrétions fibrineuses molles, de la grosseur d'un grain de chanvre, et ayant la forme d'une petite boulette de mie de pain qu'on aurait pressée un peu entre les deux pouces et les deux index.

Il n'éprouvait aucune douleur ; âgé de 50 ans, il n'accusait aucun autre malaise, si ce n'est que depuis la même époque il était obligé d'uriner cinq à six fois par nuit.

Cinq jours après il se mit au lit en souffrant beaucoup d'une douleur dans le côté droit, avec envie de vomir, irradiation douloureuse dans le testicule droit, diarrhée et spasme anal, tout cela sans fièvre. Je pensai à un accès de colique néphrétique occasionné par le passage dans l'urétère d'une concrétion fibrineuse analogue à celle qu'il m'avait montrée quelques jours auparavant, et probablement un peu plus grosse. Une injection hypodermique calma la douleur.

Le surlendemain (7 mai), même crise ; le malade n'a pu rendre de concrétion, et les urines ont diminué au moins de moitié en quantité ; le soir même il survint un accès fébrile formidable avec les trois stades de frisson, chaleur et sueur, qui dura pendant plusieurs heures.

Le lendemain même accès, malgré la quinine.

Le 9 mai, je trouvai de la matité dans le tiers inférieur du thorax, du côté droit en arrière ; l'auscultation révéla quelques râles sous-crépitants, du souffle et de l'égophonie. Ni expectoration, ni toux, ni oppression. Matité dans le flanc et l'hypochondre droit, avec un certain empâtement. Cette matité invariable, suivant la position du malade, s'avançait jusqu'à une ligne qui descendait du milieu du rebord des fausses côtes; pas de rétention d'urine dans la vessie, et toutes les deux heures le malade faisait de grands efforts pour rendre 30 gr. d'urine foncée en couleur, s'accompagnant de brûlure à l'extrémité de l'urèthre. Douleur lombaire vive à droite et au niveau du sacrum. Cet état dura pendant une semaine, avec aggravation de l'état général; l'amaigrissement et la perte des forces s'accentuaient après chaque accès de fièvre intense, qui revenait quelquefois deux fois par jour. La matité ayant augmenté jusqu'à la moitié du thorax, je fis une ponction exploratrice avec l'aspirateur, vers le septième espace intercostal en arrière; je n'enfonçai le trocart que de trois à quatre centimètres à partir de la peau, j'en retirai 60 gr. de liquide séreux comme celui d'une pleurésie, et ayant introduit plus profondément le trocart capillaire, je rencontrai tout de suite le tissu pulmonaire. Je retirai l'instrument; cet épanchement pleural n'était donc qu'une répercussion de voisinage, une propagation de l'inflammation localisée sur ou autour du rein droit. Traitement dérivatif et antiphlogistique local. Ce ne fut que le 18 mai que le malade rendit en urinant plusieurs concrétions fibrineuses semblables à celle qu'il m'avait montrée le 30 avril auparavant. Il y en avait une demi-douzaine, les unes petites et entières, deux grosses et fragmentées; l'une d'elles renfermait en son milieu une concrétion calcaire grosse comme un grain de millet. A partir de ce moment l'amélioration fit des progrès rapides. La matité thoracique disparut, la douleur lombaire, les accès fébriles ne revinrent pas, l'urine redevint normale en quantité et en qualité. Au commencement de juin le malade était rétabli; il fut mis à l'usage des eaux alcalines, sodiques et lithiques.

Le 15 juillet suivant, M. B..... avait repris ses occupations; à cette époque il éprouva quelques douleurs dans le côté droit, et aperçut dans son urine quelques légers fragments fibrineux qui n'avaient pas reparu depuis le dernier accident. Il se plaignait de ne pouvoir uriner. C'était une concrétion fibrineuse arrêtée dans l'urèthre; sous l'effort d'un cathétérisme, la concrétion se brisa, et la rétention cessa. Il n'y eut pas autre chose. La réapparition et la reproduction de ces concrétions croupales me firent concevoir de vives inquiétudes pour l'avenir et changèrent mon pronostic. Une affection que je croyais guérie devenait, au contraire, une affection toujours en cours. Cela dénotait que le rein donnait naissance à du sable ou à de petites concrétions calcaires, lesquelles par leur présence développaient une production de fausses membranes dans le bassinet et les calices, car ces concrétions fibrineuses conservaient souvent l'empreinte de ces derniers. Il y avait donc toujours gravelle et néphrite ou pyélite croupale consécutive.

Le 15 août suivant survint une crise semblable à celle du 4 mai précédent : douleur rénale, vomissement, diarrhée, spasme anal, douleur irradiée dans le testicule et les cuisses, difficulté d'uriner. Le soir, accès de fièvre; le lendemain, même situation et point d'urine.

Le 17, même accès fébrile, on sentait une tuméfaction mal limitée dans le flanc droit, un peu de douleur à la pression en ce point, pas de fluctuation; la matité rénale augmentée, mais rien dans le thorax.

Le 18, accès fébrile.

Le 19, le malade rend un gros fragment de fibrine; l'urine redevient plus abondante; la douleur est en urinant à l'extrémité de l'urèthre et à l'anus, et il y a impossibilité de faire de l'eau sans aller à selle.

Le 20, il rend beaucoup de fragments écrasés, et cette émission continue le lendemain 21. Le 22, les urines deviennent franchement purulentes. L'état général s'aggrave.

Le 23, l'excrétion de l'urine purulente et contenant des concrétions fibrineuses s'accompagne toujours du besoin de défécation sans rien chasser. Quant à la tuméfaction du flanc droit, elle est toujours aussi vague, indéterminée, profonde, et peu accessible au palper.

Le 24, le malade a rendu devant moi, par l'anus, du pus en abondance, contenant des concrétions fibrineuses semblables à celles de l'urine ; le tout mélangé avec un peu de matière diarrhéique, et cela en quantité considérable, presque un plein vase.

Le 25, les urines sont claires, ne contiennent plus ni pus, ni fragments fibrineux ; mais le malade continue à rendre avec les selles du pus et des concrétions fibrineuses.

Le 26, la diarrhée purulente a cessé ; la fièvre diminue.

Le 31, rétention vésicale produite par l'arrêt d'une concrétion dans l'urèthre ; le cathétérisme la refoule dans le réservoir urinaire, et elle est sortie par la sonde.

Le 18 septembre, l'état du malade s'est beaucoup amélioré ; seulement, de temps en temps, il sort avec l'urine, qui est claire, des concrétions fibrineuses, qui n'ont plus la forme de boulettes, mais de feuillets. Le malade a repris son appétit ; il sort ; mais il conserve une douleur lombaire, pour laquelle il a recours aux injections hypodermiques de morphine, un demi à un centigramme chaque soir.

Le 11 octobre, il est survenu un accès fébrile avec vomissement, douleur testiculaire, diminution de la quantité d'urine, qui devient trouble. Cet état dura quatre ou cinq jours, et, le 16, le malade a rendu un gros fragment de concrétion fibrineuse enveloppé de feuillets pseudo-membraneux ; l'urine resta purulente.

Je l'envoyai alors à Paris consulter M. le professeur Potain et M. le Dr Mallez. Tous deux confirmèrent le diagnostic de pyélite pseudo-membraneuse, et leurs recherches démontrèrent que les fragments étaient composés par une substance albuminoïde, au milieu de laquelle il y avait des concrétions d'oxalate de chaux. Sous l'influence irritative des graviers, le rein laissait échapper de grandes quantités d'albumine, qui se concrétaient autour des grains calcaires. C'était, à leur avis, une forme rare et insolite d'affection rénale. Ni l'un ni l'autre ne me donnèrent l'explication de l'émission par le rectum des mêmes matières rendues par l'urèthre. Y avait-il eu une hydronéphrose ou un abcès périnéphrétique, ou enfin le bassinet, augmenté de volume, s'était-il ouvert dans une anse intestinale. Cette dernière hypothèse paraît la plus probable, quand on songe que tout est possible en médecine, et je me rappelle avoir vu opérer, par un grand chirurgien de Paris, un kyste de l'ovaire, qui, à la fin de l'opération de l'ovariotomie, fut reconnu pour une hydronéphrose calculeuse.

A partir de cette époque, octobre 1875, M. B..... suivit le traitement conseillé par les praticiens de Paris; mais les urines restèrent toujours purulentes. Il eut encore en novembre une rétention urinaire semblable à celles de mai et d'août, quoique moins intense. Je fis alors une ponction exploratrice au niveau du bord externe du carré des lombes dans la tuméfaction vague qui occupait le flanc droit; je ne retirai rien. Il eut cette fois un symptôme qui ne s'était jamais montré : c'étaient des vomissements noirs et d'une odeur aliacée pendant quelques jours. Pendant tout le temps de la crise, du 4 au 13 novembre, les urines, diminuées de moitié, cessaient d'être purulentes; puis, avec l'émission de quelques concrétions pseudo-membraneuses, le pus réapparaissait dans l'excrétion urinaire, le flanc se dégonflait; l'amélioration se produisit.

Cette situation resta identique pendant une année ; il ne reprit plus de rétention urinaire, ni d'accès néphrétique avec fièvre, et finit par succomber, au commencement de 1878, rapidement, en trois ou quatre jours. Il tomba dans un état comateux, accompagné de convulsions rappelant beaucoup les accidents urémiques.

Réflexions. — Si le processus pathologique du rein s'était fait en dehors au lieu de se faire en avant ou en dedans, comme cela s'est probablement produit, il aurait pu être accessible à nos moyens d'exploration et peut-être aussi d'intervention, et nous eussions obtenu un meilleur résultat thérapeutique. Nous aurions pu, comme dans le cas précédent, drainer et faciliter l'évacuation des concrétions, cause première de la pyélo-néphrite.

Dans ce fait, l'exploration avec l'aspiration capillaire nous a renseigné sur la nature de la complication thoracique, et a démontré son innocuité pour la recherche dans le flanc droit.

Observation de tumeur abdominale. — Aspiration sous-cutanée avec l'appareil de Dieulafoi.

Cette observation, déjà publiée dans le 4ᵉ Bulletin de la Société médicale, peut être résumée ainsi : En octobre 1872, un homme de 42 ans, V....., fut examiné par le Dᴿ Dénarié et moi, et nous trouvâmes dans le flanc gauche une tumeur volumineuse offrant la sensation d'une fluctuation profonde. Cet homme souffrait et maigrissait depuis trois mois. L'apparition de quelques petits frissons passagers nous fit admettre une collection purulente.

La tumeur se traduisait par une matité, limitée en arrière par la colonne vertébrale, en avant par une ligne descendant du milieu du rebord des fausses côtes vers l'os iliaque, en haut par le sixième espace intercostal environ. La main placée sur le bord antérieur de la matité sentait une fluctuation profonde produite par l'autre main déprimant le carré des lombes. La palpation était indolore ; la cuisse gauche s'étendait difficilement. Les fonctions digestives s'accomplissaient mal, et la constipation était opiniâtre.

Nous attaquâmes la tumeur avec l'aspirateur Dieulafoi en plantant la canule au niveau du bord externe du carré lombaire. En dix minutes, nous retirâmes un litre de pus froid et gris, de mauvaise nature. Le soulagement fut immédiat.

Mais, six jours après, la collection s'était reproduite. Nouvelle évacuation le 31 octobre ; cette fois d'un litre de sérosité sanguinolente sans trace de pus. A partir de ce moment, amélioration.

Le 16 novembre, la tumeur s'étant reformée, nous l'évacuons de la même façon, et nous retirons un litre de sérosité jaune comme celle des hydrocèles. Le 4 décembre, nous retirons encore un demi-litre de sérosité citrine. Depuis lors la guérison s'établit, et, le 15 janvier, il n'y avait plus dans le flanc, ni matité, ni tumeur ; le malade put reprendre ses occupations.

En septembre 1873, neuf mois après, la même affection récidiva, et, par quatre aspirations successives et à quinze jours de distance, on retira du pus d'abord, puis de la sérosité, et, un mois après la dernière opération, le malade fut sur pied comme la première fois.

Dans la suite, ce malade, soigné par un autre médecin, finit par succomber à la même affection, qui récidivait encore.

Observation de grenouillette. — Aspiration sous-cutanée — Injection. Guérison.

Ce cas, publié aussi dans le 4e Bulletin de la Société médicale, présente une particularité. M. D......, âgé de 30 ans, portait depuis cinq à six ans une grenouillette occupant exactement la place de la glande sous-maxillaire gauche ; cette tumeur fluctuante et indolente fut évacuée avec l'aspirateur Dieulafoi ; le contenu ressemblait à de l'albumine. En présence d'une reproduction de la tumeur un mois après, je procédai à une seconde évacuation ; dans cette opération, après avoir remplacé dans l'instrument le contenu aspiré de la tumeur par quelques grammes d'alcool, au moment où l'alcool pénétra dans le kyste, le malade accusa une vive douleur, et je vis à l'instant la bouche se dévier à droite par paralysie des filets qui animent le triangulaire des lèvres, le muscle de la houppe et le carré du menton du côté gauche.

L'inflammation adhésive du kyste se produisit sans particularité ; comme la paralysie persistait, je fis pendant une quinzaine de jours des frictions électriques avec douze ou quatorze éléments de courants continus. La guérison de la paralysie se fit en même temps que la résorption du kyste, c'est-à-dire en deux semaines.

Observation de Grenouillette. — Aspiration. — Injection. — Guérison.

En février 1873, Mme C..... me montrait une tumeur kystique développée à la place de la glande sous-maxillaire droite, autrement dit une grenouillette. Cette collection liquide fut évacuée avec l'aspirateur Dieulafoi

et injectée dans la même séance avec la solution iodée
au 1/3. L'inflammation adhésive déterminée se dissipa
en trois semaines; le côté gauche resta légèrement plus
gros que son congénère.

Observation de kyste du corps thyroïde. — Aspiration. — Injection. Guérison.

Mlle P..... avait au-devant du cou, sur le cartilage
thyroïde, une tumeur grosse comme un œuf de dinde.
Cette collection fluctuante datait de dix ans. Je fis une
évacuation simple avec l'aspirateur Dieulafoi le 15
juillet 1874; mais trois semaines après, le kyste s'étant
reproduit, je fis une seconde évacuation, suivie de l'injection iodée au 1/3. Il fallut près de cinquante jours
pour la diminution de la tuméfaction déterminée par la
réaction inflammatoire adhésive et arriver à la guérison
complète.

Observations d'hydrocèle de la tunique vaginale. — Opérations. Guérison.

L'exposition succincte d'une douzaine d'opérations
d'hydrocèle de la tunique vaginale par le procédé classique d'évacuation avec l'aspirateur Dieulafoi et l'injection iodée consécutive n'aurait aucun intérêt; je
préfère en citer deux, plus détaillées, qui ont offert
quelques particularités intéressantes.

M. B...., d'Aix-les-Bains, avait une hydrocèle gauche
très-volumineuse, qui présentait cette particularité
qu'elle n'était point transparente. La fluctuation était

manifeste, et, pour compléter le diagnostic d'avec celui de l'hématocèle, je fis une ponction exploratrice avec l'aspirateur Dieulafoi; ayant retiré un liquide séreux, mais assez fortement coloré en rouge, par conséquent plus foncé que la sérosité citrine de l'hydrocèle, le Dr Petit et moi, séance tenante, nous injectâmes une certaine quantité de gros vin rouge dans la tumeur. La réaction inflammatoire consécutive fut très-violente, s'accompagna de fièvre pendant 48 heures, et quand je revis le malade, le 4e jour, la tumeur était remplie par une collection liquide que l'état général et les frissons nous faisaient soupçonner devoir être du pus. Une ponction avec un trocart d'un certain volume fut pratiquée, et, comme il sortait du pus phlegmoneux qui confirmait nos prévisions, une contre-ponction fut immédiatement faite avec le même trocart, avant l'évacuation complète de la poche, et un drain fut passé à travers la tunique vaginale en voie de suppuration. Tout se comporta normalement, et en 20 jours le drain était retiré, et l'adhérence entre les deux feuillets de la tunique séreuse obtenue. La guérison fut complète un mois après.

M. M..... avait à gauche une hydrocèle datant de 2 ans et présentant tous les signes classiques de cette affection : fluctuation, transparence, indolence. Le procédé classique lui fut appliqué : évacuation avec le trocart simple, injection iodée au tiers, laissée dans la poche pendant deux minutes; retrait du liquide injecté, bandage compressif avec des bandelettes de diachylon pour obtenir plus sûrement l'adhérence, et repos au lit.

Le 2e jour, l'augmentation de volume de la tumeur, sous l'influence de la réaction inflammatoire, nécessita le débridement du bandage compressif au sparadrap agglutinatif. Mais, le 8ᵉ jour, quel fut mon étonnement, au lieu de trouver une tuméfaction semi-rénitente et mollasse, de sentir une collection liquide, absolument fluctuante! Craignant un insuccès dans l'adhérence des deux feuillets vaginaux, je fis, séance tenante, une évacuation avec l'aspirateur Dieulafoi, aussi complète que possible. En effet, le liquide épanché ne reparut pas, et la guérison se fit normalement.

Observation d'abcès froid de l'orbite. — Évacuation, injections iodées. Guérison.

En avril 1878, je fus consulté par une fille de 22 ans, forte et robuste paysanne d'Epersy. Elle avait dans l'angle supéro-interne de l'orbite gauche une petite tumeur fluctuante qui s'était développée lentement en occasionnant une céphalée frontale. Cette collection liquide n'avait produit aucun changement de coloration à la peau et aucun trouble fonctionnel dans l'œil, ni modifié ses mouvements; elle avait la grosseur d'un haricot, et, par la palpation, on sentait qu'elle avait une forme allongée, car elle se prolongeait en arrière assez profondément entre l'œil et la paroi orbitaire. Etiologie inconnue. Une ponction aspiratrice fut faite avec la seringue Pravaz, et une évacuation aussi complète que possible; j'en retirai à peu près la pleine petite seringue de pus froid.

Quinze jours après, la collection s'était reproduite; cette fois, après avoir évacué le pus, j'y substituai la teinture d'iode au tiers; j'obtins une réaction inflammatoire très-modérée, et, ayant ouvert la poche, j'y plaçai une petite mèche dans l'ouverture. Pendant trois semaines je fis, matin et soir, des injections iodées pour modifier et tarir la sécrétion purulente ; je fus assez heureux pour l'obtenir. La guérison fut complète, sans laisser de trace.

Observation de kyste uniloculaire de l'ovaire traité par le drainage. Insuccès.

S..... T..... était une fille de 42 ans, appartenant à une congrégation religieuse. Elle avait, en mai 1876, un kyste de l'ovaire énorme, occupant tout l'abdomen. Sur toute son étendue, matité et fluctuation nettement perçue d'un bout du diamètre à l'autre avec un simple choc sec déterminé avec l'extrémité du doigt. Le Dr Dénarié avait assisté à la naissance de ce néoplasme, et en rapportait l'origine à l'ovaire gauche, trois ans auparavant.

Depuis cette époque, douleurs insidieuses, déterminées par les inflammations et les adhérences disséminées sur toute l'étendue du parasite. Ce cas paraissait favorable à l'opération par voie de drainage et de suppuration, tant à cause de l'état général bon de la malade que des conditions inhérentes au kyste lui-même ; la malade ayant refusé l'extraction du kyste par ovariotomie, après une ponction exploratrice, qui confirma notre diagnostic, liquide rouge et visqueux, nous provoquâmes l'adhérence de la poche à la paroi abdominale au moyen de la pâte de Vienne, en deux points, à 10 centimètres l'un de l'autre, et à 6 centimètres au-dessus de l'arcade de Fallope. En huit jours cette adhérence ne laissant aucun doute, un grand trocart courbe fut introduit par une des escharres, et ressortit par l'autre ; à son extrémité on fixa un gros drain, et, en retirant le trocart, le tube prit sa place. Il s'écoula par

le drain en caoutchouc 5 litres de liquide couleur de sang
et un peu visqueux. Quand l'issue du contenu aqueux
fut complète, sans laisser entrer l'air dans la cavité,
nous y injectâmes une solution de teinture d'iode au
quart. Cette injection fut très-douloureuse et en grande
partie absorbée par le néoplasme. Cette opération fut
suivie d'une réaction inflammatoire considérable qui
nécessita l'application d'une vessie pleine d'eau glacée
sur l'abdomen. Pendant trois jours il y eut 40° de température et 140 pulsations. Les nausées et vomissements
survinrent. Il se forma dans le kyste un épanchement
semi-purulent, d'une odeur nauséabonde, qui exigea,
le 6e jour, de le laisser échapper par le drain et d'ins-
tituer à partir de ce moment, tous les jours, une irri-
gation phéniquée par le tube. La suppuration s'établit,
et nous eûmes à lutter contre les nausées et vomissements qui empêchaient l'alimentation de la malade.
Les forces de celle-ci déclinèrent, et elle finit par succomber à la fièvre d'épuisement deux mois après l'é-
vacuation.

Observation d'un kyste de l'ovaire traité par l'aspiration seule.

Mme G..... avait aussi un kyste uniloculaire volumineux dont le point de départ était l'ovaire droit; tous
les signes indiqués pour cette affection étaient réunis,
et la ponction exploratrice avec la seringue Dieulafoi
nous ayant fait retirer un liquide blanc visqueux analogue à du silicate de potasse, le doute n'était plus
permis. Restait le traitement. L'état lymphatique de la
malade, sa mauvaise constitution, faisaient rejeter l'o-
variotomie. Le Dr Dénarié et moi nous nous arrêtâmes
à l'évacuation simple avec l'aspiration lente. Cette opé-

ration nous donna 14 litres de liquide colloïde et dura plusieurs heures, pour être surs d'obtenir l'évacuation complète et nous mettre dans les conditions favorables d'une rétraction de la poche et peut-être d'une adhérence de sa paroi interne.

Trois mois après le parasite avait repullulé, et, comme l'état général s'était empiré depuis la première évacuation, il était à prévoir que, lorsque la seconde serait faite, les jours de la malade seraient abrégés. Aussi reculâmes-nous le plus possible cette fatale échéance. Quand l'oppression devint intolérable et la suffocation imminente, nous vidâmes le kyste avec un trocart ordinaire. Il sortit 14 litres de liquide d'apparence purulente, et le soir même la malade s'éteignit sans douleur et dans l'adynamisme, comme si la soustraction d'une si grande quantité de liquide avait aussi soustrait la force de résistance.

Observation d'hématocèle péri-utérine consécutive à une ovarite puerpérale.

Je ne puis que résumer ici cette observation, très-longue et très-détaillée, à la rédaction de laquelle la malade a pris une large part. Je vis Mme P.... pour la première fois en juin 1874. Elle me raconta qu'elle accoucha en 1870 ; le 3e jour de son accouchement elle fut prise d'un frisson glacial et d'une douleur vive au côté droit. La fièvre dura violente pendant plusieurs jours. Elle tenta de se lever néanmoins le 13e jour ; mais, s'étant trouvée très-mal, elle se remit au lit. La douleur du côté droit n'avait pas disparu, et chaque fois qu'elle se tenait debout elle avait des douleurs abdominales et rénales avec irradiations dans les membres. Cet état dura

trois mois, pendant lesquels elle n'observa pas le repos
prescrit, sous prétexte de faire renaître l'appétit par
l'exercice. A ce moment, elle fut vue par le Dr Philip-
peaux, qui porta le diagnostic : ovarite droite. Sur son
conseil, elle commença un traitement hydrothérapique,
qui la fatigua davantage. Quelque temps après, un docteur de Chambéry ayant attribué la cause de la maladie
à un engorgement avec ulcération du col, il fit quelques
cautérisations. Tout cela ne produisit aucune amélioration.

Pendant l'hiver 1871, M. le docteur Caffe l'examina,
et ne vit que de la métrite chronique.

En mai 1871, elle alla se faire soigner par le Dr Bouchacourt, à Lyon ; celui-ci pratiqua des cautérisations
au fer rouge pour un engorgement chronique du col,
et ne constata la présence d'aucune tumeur à droite.
Après un mois de traitement, il l'adressa au Dr Davat
pour prendre les eaux d'Aix.

En octobre 1871, n'ayant retiré aucun soulagement
de toute cette médication, elle ne fit plus rien.

Elle souffrait dans le bas-ventre, surtout au moment
des époques; céphalée, nausées, fièvre, parfois ayant
de la peine à marcher, ne pouvant se tenir longtemps
debout. Cet état dura jusqu'en janvier 1874, époque à
laquelle elle garda définitivement le lit ; les douleurs
qu'elle éprouvait étaient presque continuelles ; c'étaient
des tiraillements, des contractions partant du côté droit
et semblables presque aux premières douleurs de
l'enfantement ; elles traversaient le bas-ventre, répon-
daient dans les reins et s'irradiaient dans les cuisses.
Ne pouvant se tenir couchée que sur le dos, le côté
droit paraissait plus gros, et au moment des époques
le côté gauche grossissait également.

Quand je la vis pour la première fois, en juin 1874,

je constatai deux tumeurs situées chacune dans une
fosse iliaque, grosses comme un œuf de poule, à droite
et à gauche du mont de vénus, séparées l'une de
l'autre par un intervalle. La tumeur droite était plus
douloureuse à la pression et présentait la sensation
d'une fluctuation très-obscure.

Le toucher vaginal ne faisait pas reconnaître le col; il
était cependant en arrière et en haut; l'utérus était
immobile, enclavé dans un magma ou empâtement in-
forme, le col étant porté à droite, et l'organe en
antéversion; les culs-de-sac latéraux n'existaient pas.
Le toucher rectal n'apprenait rien. Etat général mau-
vais : anémie et dyspepsie.

Le mois suivant, ayant cru sentir dans le cul-de-sac
vaginal droit une fluctuation plus ou moins nette, je
fis une ponction exploratrice avec l'aspirateur Dieulafoi
par le vagin, en enfonçant un fin trocart dans la direction de la tumeur de droite. L'aiguille fut-elle mal
dirigée ? Je ne retirai rien.

Ce ne fut qu'en février, l'année suivante 1875, que
la tumeur de droite, notablement augmentée de volume,
était devenue manifestement fluctuante. J'y fis une
ponction exploratrice avec l'aspirateur par la paroi abdominale, et j'en retirai du sang.

Consécutivement à cet examen, le diagnostic se
trouvait établi : hématocèle péri-utérine consécutive à
une ovarite. La conduite était dès lors toute tracée :
évacuer.

J'appliquai la pâte de Vienne sur la tumeur pour
obtenir l'adhérence de sa poche avec la paroi abdominale, et le 25 février, par le point adhérent, après avoir
évacué 450 à 500 gr. de sang, je plaçai un drain à
demeure; à la suite de cette opération, la réaction
inflammatoire adhésive fut peu intense, et douze jours

après il sortait du pus louable par le tube. La tumeur de gauche, toujours fluctuante, n'avait pas été attaquée ; elle n'avait subi aucune modification.

Tout allait bien quand, par malentendu, le 26 mars suivant, le drain fut supprimé. Huit jours après cette suppression, la tumeur avait repris son volume primitif, et il s'était développé une inflammation circonscrite accompagnée d'état général grave : péritonite circonscrite. Le drain fut aussitôt rétabli et le pus évacué, les accidents se calmèrent et la maladie reprit sa physionomie première.

En avril, je pratiquai avec l'appareil de Dieulafoi l'aspiration de la tumeur de gauche ; il en fut retiré 500 gr. environ de sang semblable à celui contenu dans la tumeur de droite évacuée deux mois uparavant. Il s'ensuivit une amélioration progressive dans l'état général ; à droite la suppuration était très-modérée et la grosseur revenue au volume d'un œuf de pigeon ; à gauche elle ne se reproduisit pas.

En juillet tout allait bien ; la suppuration paraissait tarie, le drain fut supprimé ; malheureusement on s'était trop hâté de croire à la fin de la suppuration. Il fallut, le 11 juillet, le 26 août et le 21 octobre, employer l'aspirateur pour retirer 100 gr. de pus. On espérait arriver au but plus facilement par ce moyen, c'est pour cela que le drain n'avait pas été replacé.

Une péritonite circonscrite autour de la tumeur droite (fièvre intense, 140 pulsations et 39° de température, vomissement) se déclara le surlendemain de cette dernière évacuation et vint démontrer que les moyens les plus longs sont souvent les plus surs. Cette complication grave dura pendant quelques jours. Une consultation eut lieu avec le Dr Cornil, qui ne constata qu'une péritonite, le 4 novembre 1875 ; mais la fluctuation devint manifeste peu après le 26, je retirai de la tumeur droite 800 gr. de pus, et le 9 décembre 650 gr. de pus de la tumeur gauche. L'amélioration se manifesta et s'accentua après les évacuations successives de la tumeur gauche, qui eurent lieu le 23 décembre, le 6 janvier, le 23 janvier. On vainquit alors la répugnance de la malade, et une application de pâte de Vienne fut faite sur la tumeur gauche pour obtenir l'adhérence avec la paroi abdominale et y placer un drain. Tout cela fut réalisé le 22 février.

Après toutes ces alternatives et complications, il fallut du temps à la malade pour se remettre ; en avril il y avait une amélioration notable dans l'état général et dans l'état local. La tumeur de gauche s'était transformée en un trajet fistuleux ; celle de droite n'avait plus que le volume d'une noix, et de chacune la suppuration sortait en faible quantité.

En mai 1876, la tumeur de droite se mit de nouveau à grossir ; il fallut l'évacuer avec l'aspirateur, le 24 mai et le 10 juin, malgré la présence du drain, qui n'avait pas été touché cependant.

Le 20 juillet tout revenait à l'état antérieur, et le 31 octobre le trajet fistuleux de gauche se fermait pour ne plus se rouvrir.

Dans le courant de 1877, le drain placé dans la tumeur droite a été changé ; il a continué à donner issue à un suintement purulent peu abondant.

Toute l'année 1878 s'est passée dans cet état, à reprendre des forces et de l'appétit, quoique constamment dans le lit, et à laisser librement s'écouler par le drain le foyer purulent de droite en voie de tarissement lent.

En 1879, la malade a repris des forces et un certain embonpoint relatif ; mais huit ans de séjour au lit ont parésié les muscles des membres inférieurs, et la station verticale est difficile. Il faudra les réveiller avec l'électricité. Le drain en caoutchouc donne toujours issue à un peu de pus, et les règles sont revenues.

Réflexions. — Ce qui ressort tout d'abord de ce groupe d'observations de tumeurs à contenu liquide, c'est que sans l'aspirateur Dieulafoi, ou tout autre appareil analogue, on se serait trouvé désarmé soit pour faire un diagnostic sûr, soit pour intervenir efficacement.

L'innocuité absolue de ce mode d'exploration, l'introduction d'un appareil aspirateur au sein des tissus et à travers des enveloppes très-susceptibles comme réaction inflammatoire, est une des conquêtes de la chirurgie moderne.

En second lieu, c'est la diversité des cas dans lesquels il peut rendre des services. On dira après tout : Ce n'est qu'une seringue ! c'est vrai, mais un bon outil est comme un bon médicament, il a une grande valeur entre les mains de celui qui sait en trouver les applications.

Il peut éviter bien des hésitations, bien des souffrances et des opérations incertaines dans leur résultat et compliquées dans leur application.

C'est, à notre avis, comme tous les instruments analogues basés sur ce même système, un bon outil.

Dans l'observation de pyélo-néphrite et drainage du rein, le résultat obtenu a été d'empêcher la mort par la rupture de l'abcès dans la cavité abdominale et de rétablir l'élimination de l'urine par une voie insolite. Fallait-il aller plus loin et tenter l'ablation de la glande urinaire ? Si, en clientèle, le chirurgien a moins de hardiesse pour entreprendre une grande opération, le malade a aussi moins de courage pour s'y soumettre, surtout quand il a déjà obtenu un résultat compatible avec l'existence, et que son entourage est loin de l'exhorter à courir d'autres risques.

Relativement aux deux kystes ovariens, peut-être fera-t-on le reproche de n'avoir pas abordé l'ovariotomie. Pour le second, assurément je ne l'aurais pas entreprise eu égard à la constitution lymphatique de la malade, alors même qu'elle l'aurait réclamée, parce que l'opération aurait échoué, quoique pratiquée par l'ovariotomiste le plus habitué.

Quant à l'autre, traitée par le drainage, c'était le cas, si la malade y avait consenti, à faire l'ovariotomie. En présence de son refus, il a bien fallu adopter un procédé offrant le plus de chance de succès. Et cet insuccès n'infirme pas à tout jamais le procédé.

L'observation de l'hématocèle péri-utérine est intéressante à plus d'un titre.

D'abord elle est instructive par rapport aux dangers qui existent pour les dames à faire des imprudences après l'accouchement, et à la sollicitude que l'accoucheur doit apporter dans son examen en présence de quelque état insolite.

En second lieu, elle nous donne un exemple de la difficulté du diagnostic des affections utérines ou des annexes, puisque des hommes fort compétents se sont peut-être mépris sur la nature de l'affection.

En troisième lieu, cette observation nous démontre que, dans l'évolution d'une maladie à longue échéance, le succès dépend beaucoup du moment où le chirurgien intervient, et l'intervention efficace est soumise au concours d'un certain nombre de circonstances.

Enfin, elle est un exemple que l'absence d'observation analogue et la distance entre le médecin et son malade sont deux conditions très-défavorables pour suivre et bien traiter une maladie. Car incontestablement

si un cas pareil se représentait à moi, j'aurais plus de
compétence pour ne pas laisser enlever un drain placé
dans un foyer purulent avant le tarissement complet
de la source de pus, maintenant que j'en ai l'expérience.

Amputations.

Amputation de cuisse. — Pansement de Guérin. — Observation déjà publiée
dans le 4ᵐᵉ Bulletin de la Société médicale. — Résumé.

Mᵐᵉ B....., du Bourg-Saint-Maurice, avait un ostéo-
sarcome de l'extrémité inférieure du fémur droit affec-
tant spécialement le condyle interne ; elle fut opérée
le 20 septembre 1874. L'amputation fut pratiquée par
la méthode circulaire, avec torsion des artères à l'aide
de la pince de Tillaux.

La plaie fut pansée avec le pansement ouaté de
Guérin.

La fièvre de suppuration fit défaut, et quand j'enlevai
le pansement le 21ᵉ jour, il restait une plaie grande
comme une pièce de deux francs. Cette petite plaie
exigea encore dix jours pour sa cicatrisation, et la
malade partit le 32ᵉ jour après l'opération.

Réflexions. — La torsion des artères a l'immense
avantage d'éviter la présence d'un corps étranger dans
la plaie et la crainte d'une hémorrhagie secondaire au
moment de la chute du fil à ligature.

Le pansement ouaté permet le transport de l'opéré
aussitôt après l'amputation.

Amputation de cuisse. — Pansement de Lister.

En juillet 1879, je fis l'amputation de la cuisse au tiers inférieur, avec l'assistance des docteurs Dénarié, Chiron et Veyrat, à un homme de 65 ans, dont le tibia et le fémur étaient, surtout au genou, devenus le siége d'une infiltration tuberculeuse des os. Le diagnostic avait été : tumeur blanche par altération maligne du tissu spongieux de l'extrémité articulaire de ces deux os ; altération réputée mélano-sarcomateuse pour les motifs suivants : début datant de six mois, douleurs intenses et intermittentes, augmentation de volume du genou, ramollisement apparent du tissu osseux en certains points offrant des mouvements pulsatils et expansifs appréciables au toucher et même à la vue ; apyrexie.

La coupe faite après l'opération dans le tissu malade démontra l'infiltration tuberculeuse.

Cet homme est issu d'un père atteint d'ostéopériostite chronique du fémur pendant plusieurs années de sa vie ; il a une déformation rachitique du sternum, et sa fille a été rachitique pendant une dizaine d'années. Donc tempérament disposé à une affection osseuse généralisée.

L'amputation présenta cette particularité que la torsion de l'artère échoua ; malgré la torsion faite méthodiquement, le sang continuait à sortir ; le tissu artériel se brisait au second tour de la pince à torsion. Je fus obligé d'y placer un fil à ligature en cat-gut. Pansement de Guérin. Le troisième jour, le malade souffrait comme avant l'opération ; cette persistance de la douleur jointe à l'examen des pièces pathologiques, me laissa peu d'espoir de voir guérir l'amputé, parce que l'affection osseuse n'avait pu être circonscrite.

Néanmoins, comme le pansement de Guérin pouvait être accusé de causer les douleurs, je l'enlevai et le remplaçai par le pansement de Lister. Les douleurs reparurent tous les jours pendant une heure ou deux, malgré cette substitution ; le pansement de Guérin n'était donc pas la cause des souffrances.

Le neuvième jour, à la chute de la ligature, hémorrhagie assez abondante qui s'arrêta d'elle-même heureusement, le malade étant à quatre kilomètres de la ville et loin de tout secours immédiat.

A partir de cet accident, la cicatrisation marcha régulièrement sous le pansement antiseptique de Lister ; au bout de deux mois et demi, elle fut complète. Je fais remarquer en passant que, dans l'atmosphère phéniquée du pansement de Lister, la suppuration existe à peine ; le pansement peut rester quatre à cinq jours en place sans être touché ; il y a à peine cinq grammes de pus.

Une autre particularité, c'est que le protective, la toile phéniquée ou tarlatane imbibée d'acide phénique et le mac-kintosh ont constamment servi sans être renouvelés. Il suffisait de les laver pour qu'ils pussent resservir. Cette considération plaide en faveur de l'économie du pansement de Lister comparé à l'ancien pansement à la charpie. Il permet de faire tous les jours le lit du malade. Il évite la fréquence des pansements et la douleur qui en résulte ; il épargne la fréquence de la suppuration. Le pansement antiseptique de Lister est inférieur au pansement de Guérin, en ce qu'il ne permet pas de remuer aussi facilement l'opéré aussitôt après l'opération.

Fractures.

Il est rare que le chirurgien ait beaucoup de fractures à soigner dans sa clientèle, parce que les fractures appartiennent plutôt à la clientèle hospitalière. Voici pourtant quelques cas qui se sont présentés à moi.

Trois fractures classiques de l'extrémité inférieure du radius, dites fractures par pénétration, dont deux chez des enfants de 14 à 15 ans, et une chez une dame de 55 ans, toutes trois produites par une chute sur la paume de la main, le bras étant dans l'extension.

L'appareil classique de Nélaton est celui que je préfère appliquer dans ces cas.

Après réduction, on place des compresses graduées sur les fragments, et on applique à la face antérieure une longue attelle en bois qui sert de support à la main; l'attelle de la face dorsale ne dépasse pas le poignet. Ces deux planchettes sont reliées par deux liens, un en bas et l'autre en haut, formés avec une longue bande de sparadrap agglutinatif; les doigts sont aussi fixés à leur support par le même moyen. En sorte qu'on a un appareil facile à faire, facile à enlever, à desserrer ou à resserrer, qui permet de surveiller la fracture, et ne s'oppose pas au gonflement inflammatoire consécutif à la fracture.

— Une fracture du cubitus seul, produite aussi par une chute sur l'avant-bras, chez une dame âgée. Le même appareil fut appliqué, mais au lieu de placer les compresses graduées transversalement sur le poignet, elles furent placées longitudinalement entre les deux os de l'avant-bras, pour maintenir dans l'écartement de son congénère l'os fracturé à sa partie médiane et l'empêcher de se consolider en empiétant sur l'espace interosseux.

— Une fracture de l'humérus à sa partie moyenne chez un enfant de 6 ans.

Elle fut maintenue pendant huit jours avec trois attelles, l'avant-bras étant demi-fléchi et placé dans une écharpe. Cet appareil provisoire fut remplacé par trois attelles plâtrées, reliées par deux ou trois liens circulaires en sparadrap.

— Deux fractures du fémur, chez des enfants, l'une à sa partie moyenne, l'autre à son extrémité inférieure. Toutes deux furent placées sur un plan incliné et maintenues dans un appareil de Scultet. Quand la consolidation commença à s'effectuer, le membre fracturé fut placé dans un bandage roulé rendu inamovible par le silicate de potasse, ce qui permit aux petits malades de faire quelques pas jusqu'à la solidification complète.

Le plan incliné est, à mon avis, le seul appareil qui fasse, pour la fracture du fémur, l'extension et la contre-extension et donne le raccourcissement le moins appréciable.

— Deux fractures du péroné traitées par l'appareil plâtré, fabriqué au moyen de deux attelles en tarlatane, imbibées dans du plâtre à mouler liquide; la solidification immédiate permet d'obtenir la coaptation des fragments pendant que l'extension et la contre-extension sont maintenues. Les deux attelles sont reliées par des liens circulaires en sparadrap agglutinatif, ce qui permet de surveiller le lieu de la fracture complètement à découvert, de resserrer ou de relâcher la constriction, suivant le cas.

Quand le malade commence à marcher, on lui met une botte en silicate de potasse.

— Une fracture complète de jambe, située au tiers inférieur, avec menace de perforation des tegments.

Elle fut traitée avec l'appareil plâtré, et guérit malgré l'impatience du malade à supporter les moyens contentifs et sa hâte à marcher avant la solidification complète du cal. Ce dernier se ramollit, et la convalescence fut longuement prolongée. Le chirurgien en clientèle est obligé de lutter contre les influences de l'entourage qui excitent l'impatience du malade.

— Une fracture comminutive de la jambe. Ce cas est intéressant. Un homme tombe du sommet d'un noyer élevé, se casse la jambe au-dessous du genou ; les fragments sortent à travers la peau par une grande plaie. Le malade se trouvant dans une localité éloignée de la ville (Chamoux), loin de toutes ressources chirurgicales, je pratiquai avec des morceaux de planches une gouttière pas très-profonde, puis m'étant procuré du plâtre à mouler auprès du maçon du village, je plaçai le membre fracturé sur un lit de plâtre liquide, coulé dans la gouttière ; pendant que la solidification du plâtre s'opérait, je maintins le membre dans la position convenable, à demi enfoncé dans la couche de plâtre. J'obtins ainsi un appareil inamovible, qui laissait la plaie, située à la face antérieure du tibia, complètement à découvert. Pour permettre au malade de se mouvoir sur son lit et de se soulever pour laisser placer sous lui un vase plat, je suspendis la gouttière par quatre cordes au plafond, interceptant leur longueur par un lien de caoutchouc pour adoucir les secousses. Après trois mois d'une longue cicatrisation et la sortie de plusieurs fragments osseux assez gros, la guérison fut complète.

Réflexions. — Il n'y a aucun genre de traitement qui convienne indistinctement à toutes les fractures. Chaque solution de continuité osseuse, chaque membre cassé réclame que le chirurgien obéisse à une indication spéciale. Comme pour toute la chirurgie, il faut se défier des systèmes, et savoir inventer au besoin un appareil suivant les ressources dont on dispose. La dernière observation en est un exemple frappant.

Je me trouvai en présence d'un genre de fracture dont l'issue est funeste le plus souvent, quand on n'arrive pas à obtenir l'immobilité absolue des fragments, parce que la communication de l'air avec le foyer de la fracture, les mouvements des fragments les uns sur les autres à chaque pansement, sont deux causes de suppuration et d'épuisement. L'éloignement du malade., l'impossibilité de le voir tous les jours, étaient d'autres causes défavorables. Il ne fallait pas songer à appliquer un appareil dont l'enlèvement aurait occasionné des mouvements dans la solution de continuité, ce qui a toujours lieu avec des attelles et des tours de bande; il importait d'avoir un moyen contentif qui pût résister au ramollissement que la suppuration et le pansement de la plaie ne manqueraient pas de produire autour d'eux. Enfin, il fallait un genre de pansement assez simple pour que des paysans pussent eux-mêmes panser la plaie. Tout cela se trouva réalisé dans l'application d'une gouttière, dans laquelle le membre était à moitie enfoncé dans le plâtre : simplicité, immobilité absolue, pansement facile de la plaie avec un antiseptique à bon marché. Enfin, je pus procurer un certain bien-être et une certaine commodité au patient en suspendant l'appareil, de façon qu'il pouvait se retourner sur son lit, sans crainte de rien déranger; cela a bien son importance, quand le séjour au lit doit durer au moins deux mois, dans le décubitus dorsal. Je n'aurais pas pu atteindre le même but avec n'importe quel autre procédé classique.

Bec de lièvre.

Mlle B....., de Sainte-Hélène-du-lac, jeune fille de 14 ans, ayant un bec de lièvre simple unilatéral, fut opérée par le procédé de Nélaton. La suture entortillée ne fut retirée que le quatrième jour ; la réunion était complète et la guérison assurée.

Phlegmon diffus du cou. — Drainage.

Observation déjà publiée dans le 5me Bulletin de la Société médicale.
Résumé.

M. D..... avait une amygdalite aiguë, accompagnée d'adénite sous-maxillaire droite. Cet engorgement ganglionnaire prit un développement énorme, que ni les sangsues appliquées en grand nombre par deux fois, ni les cataplasmes, ni l'onguent hydragyrique belladoné ne purent arrêter. Le cou, excessivement volumineux, tendu et rouge, allait directement du bord de la mâchoire à la poitrine. La respiration était gênée, au point que la suffocation paraissait imminente.

Une ouverture fut pratiquée dans le point où l'œdème

de la peau paraissait devoir recouvrir la partie où le pus existait le plus sûrement. Cette incision, faite au niveau du bord externe du sterno-cléido-mastoïdien, laissa échapper un pus phlegmoneux non collecté et bavant en nappe; par l'ouverture je passai trois drains dans différentes directions. Il en résulta un soulagement momentané.

Le lendemain la suffocation s'étant reproduite, je fis une ouverture au-dessus de la fourchette sternale, et par là je plaçai un quatrième drain dirigé à gauche. Le danger résidait dans la descente du phlegmon dans la poitrine. L'amélioration suivit cette dernière opération, et la guérison fut complète en un mois.

Réflexions. — Le drainage, qui exempte d'une ouverture faite au bistouri, avait, dans ce cas, un autre avantage, celui d'éviter de multiplier les incisions dans une région vasculaire où la mort subite par entrée de l'air dans les veines est à redouter.

Réduction de luxation.

Comme les fractures, les luxations se rencontrent surtout chez les artisans et les agriculteurs, qui forment la clientèle hospitalière.

Néanmoins j'ai été à même d'en réduire quelques-unes de l'épaule, pour lesquelles j'ai employé le procédé de douceur, au moyen de la bande de caoutchouc.

Le fait le plus intéressant est le suivant :

Un ouvrier terrassier, à Aiguebelle, se trouve pris

sous un éboulement, on le relève, il ne peut pas se tenir debout, meut difficilement sa jambe droite et se plaint d'une douleur intense dans la hanche droite. Je le vis le lendemain de l'accident, il offrait les signes d'une luxation ilio-ischiatique ; après avoir chloroformisé le malade, je fléchis la jambe sur la cuisse et la cuisse à moitié sur le bassin, puis faisant exécuter un mouvement de rotation en dehors, puis en dedans, en ramenant le membre dans l'extension, j'entendis le bruit de rentrée de la tête dans la cavité glénoïde.

Rétrécissement uréthral.

Deux cas peuvent se présenter : ou le rétrécissement est franchissable avec les plus fins instruments, et alors c'est une affaire de temps et de patience pour obtenir la dilatation progressive et graduelle ; ou l'obstacle est infranchissable, et c'est alors qu'il y a difficulté et conduite différente à tenir.

Quand le malade continue à uriner par regorgement, il faut persévérer en plaçant le malade au repos au lit, et en laissant des bougies filiformes à demeure jusqu'à ce que le succès s'ensuive. Dernièrement j'ai dû patienter plus de quinze jours jusqu'à l'introduction de la plus fine bougie. Si ensuite la dilatation progressive ne peut pas être poursuivie, si le rétrécissement n'est pas dilatable, il faut uréthrotomiser. Cette conduite est devenue classique, et je ne la rappelle que pour mémoire.

Voici deux cas plus intéressants et qui sortent de la

pratique habituelle; ils ont rapport au rétrécissement infranchissable :

M. D......, âgé de 64 ans, avait un rétrécissement depuis plusieurs années, qu'il n'avait jamais fait traiter. Il en était arrivé à uriner par regorgement goutte à goutte, ne vidant jamais sa vessie.

Un soir il ne peut plus uriner, je lui propose une exploration uréthrale, il refuse toute intervention. Je me retire, en conseillant un bain et un cataplasme sur l'hypogastre. Toute la nuit se passe en souffrances horribles. Le lendemain matin je le retrouve défait et résigné à tout; la vessie était très-distendue. Comme sonde, aucune bougie filiforme ne pouvait pénétrer; il fallait cependant uriner à tout prix, je lui proposai la ponction vésicale par l'hypogastre avec l'aspirateur Dieulafoi.

Cette évacuation l'ayant soulagé, je recommençai la tentative de franchir le passage par l'urèthre; mes efforts n'aboutirent pas. Le soir il me supplia de faire encore une évacuation avec la seringue de Dieulafoi, parce qu'il prévoyait une nuit atroce; je fis donc une ponction capillaire par l'abdomen, et le malade put prendre le repos qu'il n'avait pas eu depuis 48 heures. Le lendemain, comme le malade n'était pas chez lui et qu'il désirait au plus vite regagner son domicile, je fis une troisième évacuation par le même moyen, et je le renvoyai à son médecin, qui, je le sus depuis, continua pendant une semaine à vider la vessie par l'hypogastre, jusqu'à ce qu'il pût franchir le rétrécissement. Ces ponctions évacuatrices n'eurent aucun inconvénient.

Voici un autre fait analogue :

M. F......, de passage à Aix-les-Bains, fut pris subitement d'impossibilité d'uriner, quoiqu'il n'eût pas de rétrécissement.

Agé de 70 ans, cette strangurie était due à une hypertrophie prostatique, surtout du lobe médian. Plusieurs médecins essayèrent de pratiquer le cathétérisme sans succès; la vessie avait considérablement augmenté de volume.

Je fus appelé, et en présence d'une légère hémorrhagie uréthrale et de l'insuccès de mes confrères, je proposai la ponction hypogastrique par aspiration avec le trocart capillaire, sans même essayer de pénétrer par l'urèthre. Cette proposition ayant été acceptée, je retirai trois litres d'urine fortement mélangée de sang. Cette hémorrhagie des voies urinaires expliquait la prostration dans laquelle le malade était tombé et les vomissements qu'il ne cessait d'avoir depuis sa rétention. Il succomba à ces accidents le lendemain.

Cette observation ne peut donc être citée qu'au point de vue de l'innocuité de la ponction capillaire de la vessie, et non comme intervention dans le cas de rétrécissement infranchissable.

Réflexions. — Je ne puis que répéter ce que j'ai dit précédemment sur la variété des services que peut rendre l'aspirateur Dieulafoi. Car on sait la gravité que comporte avec elle la ponction hypogastrique avec le trocart: les dangers qui rendent cette opération plus meurtrière que la taille périnéale; d'autre part la souffrance du patient atteint de rétention, et les dangers qu'il court sans une prompte intervention. Le chirurgien armé de l'aspirateur peut parer à tout cela et rendre une chose grave la plus inoffensive du monde; il gagne du temps pour rétablir les voies naturelles. En chirurgie, comme en toute chose, la façon de procéder joue un grand rôle, car souvent le succès en

dépend. Piquer la vessie avec un trocart de 1 millimè-
tre, au lieu de se servir d'un trocart de 6 ou 7, dans
le premier cas c'est inoffensif, dans le second c'est
très-grave.

Rétrécissement rectal non organique.

Cette affection siége habituellement à trois centimètres de l'anus, dans le point où se fait pendant la vie
intra-utérine la jonction des deux portions du rectum.
J'ai eu un cas de ce genre à traiter, et je me suis
adressé à la méthode en usage pour les rétrécissements
uréthraux, la dilatation.

Mme R...... éprouvait depuis fort longtemps de la
constipation opiniâtre, que rien ne pouvait vaincre,
accompagnée de dyspepsie rebelle et de défécation filiforme. En outre, elle avait par l'anus un suintement
muco-purulent, qu'elle croyait être de la leucorrhée.
Le rétrécissement rectal ayant été reconnu, fut opéré
avec l'assistance du Dr Dénarié, pendant l'anesthésie
chloroformique. Dilatation rapide avec le dilatateur de
Nélaton; puis maintien de la dilatation par le sondage
régulier et à intervalles fixes. Après cette opération, la
santé de la malade s'est rapidement améliorée.

Rétrécissement vaginal.

A côté des rétrécissements de l'urèthre et du rectum,
voici un cas d'atrésie du vagin. C'est une jeune femme

qui resta vingt-quatre heures avec l'enfant dans l'excavation du petit bassin, parce qu'elle était loin des secours d'un médecin. Elle aurait dû avoir une fistule vésico-vaginale. Longtemps après son accouchement, elle me fut présentée par le Dr Dubouloz. Elle ne pouvait plus avoir de rapports avec son mari. En effet, je trouvai un orifice vaginal absolument fermé ; il restait en arrière, près de la fourchette, un pertuis par où passaient avec grand'peine un stylet boutonné et l'écoulement menstruel.

Cette atrésie fut traitée, comme celle de l'urèthre, par la dilatation. Un petit fragment de tige de lobélie, en l'absence de la laminaria, fut laissé vingt-quatre heures ; il fut remplacé par un morceau de laminaria de la grosseur d'une sonde de femme, puis par un autre plus volumineux. Au bout du cinquième jour, j'introduisais facilement l'index tout entier. La dilatation fut continuée jusqu'à calibre suffisant pour permettre les rapports sexuels, et depuis lors c'est le mari qui continue le traitement et s'oppose à la récidive.

Fistule à l'anus.

J'ai eu plusieurs fistules anales à opérer, j'ai toujours employé le procédé classique qui consiste à transformer la fistule borgne externe en fistule complète, à sectionner et à panser à plat. Mais pour me précautionner contre le phlébite des veines hémorrhoïdales, j'ai remplacé le bistouri par le thermo-cautère de Paquelin.

Fissures à l'anus.

La fissure à l'anus se traduit par des signes si tranchés, qu'il est impossible de la méconnaître, et une fois reconnue *de visu*, le moyen efficace et rapide à employer est la dilatation digitale forcée du sphincter anal.

Voici un cas curieux où elle provoquait des symptômes insolites :

Observation lue à la Société médicale de Chambéry en 1879.

Mme G.... avait eu une grossesse très-pénible, accompagnée de vomissements et de diarrhée. Sa couche fut suivie de fièvre puerpérale, accompagnée de vomissements et de diarrhée. Cette complication pourtant fut guérie, mais les selles diarrhéiques s'accompagnaient toujours toutes les fois qu'elles se produisaient, c'est-à-dire tous les deux ou trois jours, de vomissements et de douleur rectale. Ce dernier signe me mit sur la voie et me fit soupçonner une fissure anale. L'ayant reconnue *de visu*, la malade fut chloroformée, et la dilatation digitale du sphincter pratiquée. Les accidents cessèrent sur-le-champ, et les troubles du tube digestif ayant disparu, l'accouchée put reprendre ses forces.

Réflexions. — Il est probable que la fissure rectale avait été provoquée par l'accouchement; je n'ai pas pu, par l'interrogatoire, arriver à savoir si elle existait avant la parturition.

Amygdalotomie.

L'opération pratiquée avec l'amygdalotome ne présente aucune difficulté chez les grandes personnes, celles qui s'y prêtent quelque peu ; mais elle devient un vrai jeu de patience avec les enfants ou les gens pusillanimes. J'ai bien répété une vingtaine de fois l'ablation des amygdales hypertrophiées avec l'amygdalotome, et je n'ai jamais éprouvé aucun inconvénient opératoire. Je préfère l'amygdalotome au bistouri, comme moins effrayant pour le malade et plus commode pour l'opérateur.

Ténotomie.

Observation de rétraction du sterno-cléido-mastoïdien droit. Opération.

L'enfant était âgé de 2 ans, et la rétraction du sterno-cléido-mastoïdien droit lui faisait incliner la tête sur l'épaule du même côté et tourner le visage du côté opposé. Le raccourcissement n'intéressait que le chef sternal du muscle qui était tendu, tandis que le chef claviculaire était dans le relâchement. L'enfant ayant été placé dans une position favorable et maintenu dans le renversement de la tête en arrière pour faire saillir le tendon à sectionner sous la peau, une petite incision fut faite au tégument externe, au bord interne du tendon, le plus près possible de son attache sternale ; par cette petite ouverture le ténotome fut introduit en arrière du tendon, et la section opérée d'arrière en avant. La régénération du tendon fut complète deux mois après.

Observation de rétraction du sterno-cléido-mastoïdien droit.

Un enfant, âgé de 5 ans, J..... C....., avait une déviation considérable de la tête vers l'épaule droite, le visage tourné à gauche et l'épaule droite remontée vers la tête. En outre, la moitié de la figure du côté droit subissait un arrêt de développement.

L'enfant fut anesthésié avec le chloroforme, couché sur une table avec le cou fortement tendu et projeté en avant. L'opération pour le chef sternal fut faite comme précédemment, c'est-à-dire le ténotome introduit près du bord interne du tendon, très près du sternum, et la section pratiquée d'arrière en avant sous la peau. Pour le chef claviculaire, le ténotome pénétra près du bord interne du tendon et rasa la clavicule d'arrière en avant et de dedans en dehors. La guérison fut complète et la physionomie tout à fait rectifiée; l'arrêt de développement de la moitié de la figure a disparu consécutivement.

Observation de rétraction du sterno-cléido-mastoïdien. — Opération.

Mlle B......, âgée de 14 ans, était atteinte de rétraction du sterno-cléido-mastoïdien droit depuis son enfance; elle avait l'épaule droite plus haute que l'autre, la tête inclinée et la moitié de la figure arrêtée dans son développement. L'opérée n'ayant pas voulu se soumettre au chloroforme, la section du tendon sternal fut seule nécessaire, et pratiquée comme précédemment.

Réflexions. — Plus on opère l'enfant jeune, plus on est sûr d'éviter la déformation du squelette et l'arrêt de développement, qui, sans cela, sont incurables.

Trachéotomie.

Observation de croup. — Opération. — Guérison.

L'enfant F....., âgée de 7 ans, était atteinte d'angine couenneuse depuis trois jours ; quand je la vis le 23 janvier 1876, elle avait des plaques pseudo-membraneuses sur les amygdales engorgées, la voix éteinte, la toux rauque ; la suffocation avait commencé vers minuit ; le tirage était considérable ; il fallait opérer sur-le-champ ; je courus chercher le Dr Chamousset et mes instruments, et l'opération fut pratiquée par le procédé de Langenbeck. Ayant enfoncé le crochet de ce dernier sous le cartilage cricoïde, le bistouri effilé fut introduit dans la trachée par la rainure du crochet, et une section, qui intéressait tout à la fois la trachée, le tissu cellulaire et la peau, fut pratiquée d'un seul coup ; il se fit un bouillonnement produit par l'air expiré à travers le sang s'échappant de la plaie ; j'ouvris le crochet et j'introduisis la canule ; le crochet fut retiré. Il y eut là un moment de suffocation, le sang introduit dans la trachée s'opposait à la respiration, l'enfant s'affaissait ; une plume de queue de coq fut engagée par la canule dans les voies respiratoires ; sous cette influence, il se fit des efforts de toux qui chassèrent le sang de la trachée. Nous relevâmes l'opérée pour fixer la canule derrière le cou avec un cordon ; elle tomba en syncope, et la respiration s'arrêta. Pendant près d'une demi-heure, nous luttâmes pour ranimer les fonctions respiratoires. Ce ne fut qu'en laissant la petite malade dans la position horizontale, que cessa la tendance à la syncope et que ses fonctions se rétablirent définitivement.

A la suite d'une opération si laborieuse, j'instituai le traitement ordinaire, qui consiste à nettoyer toutes les trois heures la canule; puis le troisième jour je la changeai, et ce ne fut que le huitième jour que je pus l'enlever tout à fait. La guérison fut complète au bout d'un mois.

Observation de croup. — Opération. — Mort.

Un enfant de 4 ans, A..... J....., d'une constitution délicate, était atteint du croup depuis quarante-huit heures. Lorsque je le vis, les plaques pseudo-membraneuses sur les amygdales, la voix, la toux caractéristique, ne laissaient aucun doute sur le diagnostic. Je le montrai aux Drs Dénarié et Guillemin, qui, vu le peu de dyspnée, furent d'avis de tenter encore une fois la médication vomitive; mais le soir même la suffocation étant devenue intolérable, l'opération fut pratiquée, avec leur assistance, par le même procédé. L'opération fut faite avec le crochet de Langenbeck, et le bistouri coupa d'un seul coup toute l'épaisseur des tissus, depuis la peau jusqu'aux anneaux cartilagineux. J'eus quelque peine à introduire la canule, mais cette difficulté ne dura que quelques secondes; l'enfant se remit tout de suite. Tout allait bien, quand le troisième jour après l'opération il survint une expectoration purulente et liquide par la canule; l'enfant succomba d'épuisement.

Observation de croup. — Opération. — Guérison.

Il s'agissait d'un enfant de 2 ans 1/2, L..... G....., pour lequel je fus appelé au moment où la suffocation était considérable depuis plusieurs heures. L'opération fut pratiquée par le procédé suivant, le 11 juillet 1877, avec l'assistance des Drs Chamousset et J. Carret.

L'enfant, couché sur une table et tenu par un aide, de façon à faire saillir le cou, je fis une incision à partir du cartilage cricoïde avec le thermo-cautère Paquelin, couche par couche, et, sans une seule goutte de sang, je mis la trachée à nu ; je fis alors une incision avec un bistouri et j'introduisis la canule ; l'enfant n'eut presque pas de suffocation, et se dressa lui-même sur son séant pour laisser attacher la canule. Le second jour il rendit par la canule un fragment de pseudo-membrane, qui occasionna une grande suffocation pendant quelques minutes. La canule fut retirée le huitième jour définitivement, et la guérison se compléta en vingt jours.

Observation de croup. — Opération. — Mort.

En octobre 1878, je vis une enfant de 3 ans, la jeune D....., d'assez chétive apparence, qui, malade depuis la veille, avait la voix et la toux croupale et des pseudo-membranes sur les amygdales.

Le soir même la suffocation devenait excessivement menaçante ; l'opération fut pratiquée, à la lueur d'une lampe, avec le concours des Drs Chamousset, Guillemin et Veyrat. Après avoir chloroformisé la petite malade, je fis une incision avec le thermo-cautère ; il y eut une hémorrhagie veineuse qui me gêna, la lumière étant insuffisante pour me permettre de distinguer le vaisseau qui donnait du sang, et de le cautériser avec le feu que je tenais à la main ; je fis avec le bistouri une incision à la trachée, en me guidant avec le tact seul, puisque le sang me gênait, et j'eus quelque peine à mettre la canule bien en place, parce que mon incision à la trachée avait été pratiquée un peu trop inférieurement. Toutes ces petites difficultés vaincues, l'enfant passa une bonne nuit ; mais, signe inquiétant, la fièvre ne tomba pas. Le troisième jour la plaie devint grisâtre et diphthéritique, et le quatrième jour l'enfant succomba sous mes yeux à l'oblitération des conduits bronchiques par la généralisation des pseudo-membranes.

Observation de croup. — Trachéotomie. — Mort subite le seizième jour après l'opération.

Un enfant de 7 ans, B......, avait depuis deux jours une épaisse couche diphthéritique qui recouvrait toute la paroi postérieure du pharynx. Au bout de deux jours de traitement ordinaire par les cautérisations et les vomitifs, la suffocation devenant considérable, l'opération fut pratiquée le 1er mars 1879, avec l'assistance du Dr Veyrat et du Dr Morax (de Morges). Pendant le sommeil chloroformique, je fis une incision avec le thermo-cautère, qui n'empêcha pas une hémorrhagie veineuse, et la canule fut introduite sans difficulté, après ouverture de la trachée avec le bistouri.

Le surlendemain de l'opération, des fausses membranes tubulées sortirent par la canule, et leur expulsion fut facilitée par les pulvérisations de salicylate de soude dans la canule.

Le malade allait bien ; il commençait à se lever, et respirait sans canule depuis huit jours, quoique la plaie ne fût pas fermée, quand il mourut subitement à côté de sa mère, assis devant le feu, le seizième jour après l'opération.

Observation de croup. — Trachéotomie. — Mort le dixième jour.

Une enfant de 27 mois, la petite R...., était soignée par le Dr Chiron, qui constata des plaques diphthéritiques, le 10 mai, qu'il cautérisa avec le jus de citron. Le 12, l'asphyxie devenant imminente, la trachéotomie fut pratiquée sous le chloroforme. L'opération fut faite avec le bistouri, et il y eut, après l'introduction de la canule, une petite hémorrhagie en nappe qui s'arrêta d'elle-même. Depuis le jour de l'opération, il ne cessa d'y avoir une abondante production de pseudo-membranes, dont les pulvérisations de salicylate de soude dans la canule favorisaient l'expulsion ; la suffocation se produisit plusieurs fois à tel point, que les parents croyaient l'enfant morte, et nous priaient de la laisser expirer tranquille ; ce n'est qu'en luttant contre l'obstruction mécanique de la trachée que nous sommes parvenus à faire vivre cette pauvre petite. L'enfant paraissait surmonter le danger, quand, le sixième jour, il survint de la paralysie diphthéritique du voile du palais ; nous fûmes réduits à alimenter la malade avec la sonde œsophagienne. Cette lutte pour faire vivre un petit corps épuisé devait finir à notre désavantage, car les pseudo-membranes se reformaient toujours. Le dixième jour, sous mes yeux, l'obstruction de la trachée (probablement à la naissance des deux bronches) ne put être vaincue, l'enfant n'eut plus la force de tousser, et l'asphyxie survint rapidement.

Observation de croup. — Trachéotomie. — Guérison.

Une fillette de 3 ans, V......, me fut montrée chez moi, le 7 avril; elle avait deux plaques diphthéritiques sur le fond du pharynx, et les amygdales rouges et gonflées; des cautérisations avec le jus de citron les firent disparaître en trois fois vingt-quatre heures; je la crus guérie, quand le 13 avril on vint me chercher pour elle; elle suffoquait le lendemain 14; la trachéotomie fut faite avec l'assistance des docteurs Veyrat et Chamousset, pendant l'anesthésie chloroformique, et presque à blanc, quoique je me servisse du bistouri. Au moment de l'introduction de la canule, il sortit une fausse membrane chassée par un effort de toux; les pulvérisations de salicylate de soude furent d'un grand secours pour faciliter l'expulsion des plaques diphthéritiques.

La plaie fut fermée le 29 avril, et la voix ne revint complètement qu'à la fin de mai.

Observation de croup. — Trachéotomie. — Mort le cinquième jour.

La petite T......, âgée de 5 ans, soignée par le docteur Besson pour une laryngite diphthéritique, fut trachéotomisée par moi le 14 avril 1879, avec l'assistance des docteurs Dénarié et Chamousset, pendant l'anesthésie chloroformique. L'opération faite avec le bistouri ne donna presque pas de sang.

Le surlendemain de l'opération, la reproduction des fausses membranes amena un accès de suffocation que la pulvérisation était impuissante à vaincre; mais en y regardant de près, je m'aperçus que le tube de l'appareil pulvérisateur était obstrué, et qu'il n'entrait presque pas de liquide dans la canule; aussitôt après avoir réparé cet accident, le salicylate de soude pénétra abondamment dans la trachée, et, après avoir ramolli les concrétions diphthéritiques, il facilita leur expulsion. Cet exemple est frappant comme efficacité du moyen.

Mais, le jour suivant, le pouls faiblit, les forces de l'enfant s'épuisèrent; la plaie devint noire et gangréneuse, et la pauvre petite succomba le cinquième jour après l'opération à la diphthérite généralisée et à la gangrène du cou.

La mère de l'enfant eut sur le pharynx deux plaques diphthéritiques qui cédèrent après une semaine de cautérisation au jus de citron.

Observation de croup. — Trachéotomie. — Mort le troisième jour.

A la fin d'octobre 1879, le Dr Chamousset vint me prier d'opérer un enfant de 2 ans qui succombait à l'angine diphthéritique. Nous le trouvâmes en effet cyanosé; pourtant, sans perdre de temps, quoique avec peu d'espoir de réussir, nous l'opérâmes séance tenante, avec l'assistance du Dr Chiron. Après avoir endormi l'enfant, l'opération fut faite avec le bistouri. Malheureusement l'incision fut pratiquée latéralement à la trachée, parce que les tissus glissèrent sous mes doigts, et j'eus grand'peine à introduire la canule; la plaie était maintenue ouverte avec le dilatateur, et la canule glissait à chaque tentative d'introduction dans le tissu cellulaire péritrachéal. Malgré cela, la suffocation ne se produisit pas complètement, et je pus arriver à terminer l'opération. Cette difficulté opératoire n'eut pas de suite fàcheuse, car le jour même l'enfant fut très-bien ; le lendemain, il rendit par la canule une longue pseudo-membrane en forme de macaroni ; l'effet de cette extension de la diphthérie dans les bronches ne tarda pas à se produire, l'enfant succomba rapidement à l'asphyxie, malgré l'introduction fréquente de quelques gouttes de la solution de salicylate de soude dans la trachée.

Réflexions. — Si j'excepte deux autres opérations de trachéotomie, l'une pratiquée *in extremis* sur un enfant de 20 mois, qui resta sous le couteau, l'autre sur une enfant de 5 ans, qui, très-bien opérée, fut consécutivement soignée par un confrère, et par conséquent pour laquelle je n'accepte pas la responsabilité de l'insuccès, il me reste neuf opérations, pour lesquelles je compte trois guérisons et six morts.

On remarquera que mon mode opératoire a varié.

D'abord je me servais du crochet de Langenbeck, au moyen duquel je fixais le cartilage thyroïde et la trachée, et par la rainure de cet instrument je faisais pénétrer un bistouri dans la trachée, puis d'un seul coup je coupais tout, trachée, tissu prétrachéal et peau. Ecartant ensuite ce crochet à deux branches, la canule était introduite dans les voies respiratoires.

En second lieu, je me servis du thermo-cautère pour obtenir sans hâte et sans hémorrhagie une section de la peau et du tissu prétrachéal, puis j'incisai la trachée avec un bistouri.

En dernier lieu je suis revenu au bistouri, mais en chloroformant le patient.

C'est cette dernière méthode que je préfère, quoique avec toutes j'aie eu du succès, et voici pourquoi :

J'ai abandonné le thermo-cautère parce qu'il produit une trop grande perte de tissu. J'ai adopté le chloroforme, parce qu'en insensibilisant l'enfant, il facilite la respiration et l'opérateur, qui est moins exposé à perdre ses points de repère pendant les mouvements de l'opéré non anesthésié.

En fixant bien en arrière le cartilage thyroïde, entre le pouce et le médius de la main gauche, de manière à faire saillir sous la peau son bord inférieur, on pratique une incision médiane avec un bistouri (sur le même manche est adapté à un bout un bistouri pointu et à l'autre un bistouri boutonné), le plus près possible du cartilage thyroïde. L'index sert à reconnaître où l'on est; puis, arrivé sur la trachée, on l'ouvre; on agrandit l'ouverture avec le bistouri boutonné, qui est tout prêt et ouvert à l'autre bout du manche; on met l'index de la main gauche dans l'ouverture, pour ne pas la perdre pendant le temps qu'on pose le bistouri pour saisir la canule, et on introduit la canule, sans s'inquiéter du sang ni de l'asphyxie de l'enfant qui se produit au moment où la trachée est ouverte.

L'introduction de la canule est rendue très-facile par une sorte de porte-canule que j'y ai adapté. Ce porte-canule est un mandrin qui remplit la canule et sort un peu par son ouverture en forme d'extrémité mousse et conique; ce mandrin est fixé à un manche qui remplit bien la main; en sorte que la canule à trachéotomie, fixée à un manche et terminée par un bout mousse, arrondi et effilé, s'introduit beaucoup plus facilement. Aussitôt la canule en place, on la fixe avec un doigt, et on retire le mandrin ou porte-canule. La respiration se rétablit.

Quoi qu'il en soit de ces divers procédés et des autres qu'on peut employer, il n'en reste pas moins acquis pour moi que la trachéotomie est de toutes les opérations chirurgicales celle qui me préoccupe le plus en tant qu'opération. Elle m'émeut toujours un peu et m'émouvra peut-être toujours, car le moindre imprévu, la moindre circonstance indépendante de l'opérateur, le moindre mouvement d'un aide peut faire rester le patient sous le couteau.

Deux mots sur la maladie. Soit qu'on considère, comme Niemeyer, la diphthérie distincte de l'inflammation croupale, soit qu'au contraire on soit uniciste, il y a toujours une inconnue dans cette affection. Si on est uniciste, quand le malade meurt après la trachéotomie, on dit que l'affection s'est généralisée et a intoxiqué le malade ; quand il guérit, on pense qu'elle est restée localisée. Dans les deux hypothèses cela ne pouvait pas se prévoir avant l'opération. Si on est dualiste, le diagnostic entre l'inflammation croupale, maladie localisée, et la diphthérie, maladie générale, ne peut pas être fait, et l'insuccès est attribué à la seconde et le succès à la première. De quelque manière qu'on envisage la chose, il y a toujours une inconnue, et le chirurgien qui va faire une trachéotomie pour empêcher un enfant atteint de croup de succomber à la suffocation, ne fait qu'obéir à une indication : faire pénétrer l'air dans le poumon en lui ouvrant une voie au-dessous de l'obstacle. Le tort qu'ont beaucoup de médecins, c'est de compter sur la trachéotomie comme un moyen curatif. Nous avons tous observé des enfants, atteints de croup, guérir sans opération, et nous n'avons pas manqué de rapporter à notre médication le mérite de la guérison ; par contre, combien en avons-nous vu qui sont morts aussi malgré cette médication de prédilection ! Certainement ceux qui ont succombé sont les plus nombreux ; mais il suffit de lire les observations que j'ai citées pour se confirmer que tous ceux qui sont morts seraient morts bien plus rapidement encore sans la trachéotomie, et que ceux qui ont guéri auraient succombé, puisque l'expulsion des pseudo-membranes, difficile déjà à travers la canule métallique, aurait été impossible par le conduit du larynx malade et diminué de volume par l'inflammation.

La trachéotomie est donc une dernière ressource à tenter quand on voit la suffocation gagner de plus en plus du terrain dans l'espace de quarante-huit heures.

Le triomphe des adversaires de l'opération, c'est de vous montrer un cas de guérison pour lequel on avait proposé la trachéotomie. Il y a toujours des exceptions partout, parmi les hommes comme parmi les maladies; mais, pour un ou deux cas de ce genre, combien d'enfants sont actuellement en terre qui n'y seraient peut-être pas si on avait tenté de les opérer. En somme, il y a moins d'inconvénients à pêcher par trop de précautions et à opérer un enfant qui suffoque, qu'à attendre la mort ou une amélioration spontanée qui se produit rarement.

Je ne parle pas du faux croup, ou laryngite striduleuse, et de la confusion fréquente qu'on en fait avec la vraie laryngite pseudo-membraneuse. Aujourd'hui, le diagnostic entre ces deux affections est fait par le médecin avec beaucoup plus de franchise qu'autrefois, et les statistiques de guérison de croup sont revenues à leur vraie proportion. On rencontrait jadis des médecins qui avaient guéri des enfants atteints de croup plusieurs fois dans la même année.

C'est grâce à cette confusion que l'efficacité attribuée à certaine médication avait acquis une vraie vogue, et que la réputation de certains médecins s'en était accrue d'autant.

Je ne ferai donc pas l'injure à mes confrères de la Société médicale de discuter le diagnostic différentiel des deux affections, et je dirai, en terminant ces considérations sur le croup et la trachéotomie, que les succès opératoires dépendent surtout de la nature de l'affection et peu du manuel chirurgical, toutes choses étant égales d'ailleurs.

Résection du 5e métatarsien. — Mal perforant dorsal d'origine cérébro-spinale.

M. R..... me fit appeler parce qu'il s'était coupé trop profondément un cor placé au-dessus de l'articulation antérieure du 5e métatarsien gauche. Il en était résulté un écoulement sanguin et une inflammation locale. Ceci se passait en juillet 1878.

Avec un stylet, je constatai un décollement périarticulaire rempli de sérosité, qui sortait par le centre du cor. Je fis une incision cruciale, et la guérison fut obtenue après un mois. En novembre survint une rougeur sur la partie antérieure du dos du pied gauche, avec gonflement œdémateux, le tout sans cause appréciable. Repos au lit, émollients locaux. En décembre, cette rougeur disparut subitement, et il survint une vive douleur au genou gauche, avec épanchement articulaire semblable à une hydarthrose.

Les injections morphinées et les vésicatoires furent institués pour soulager le malade. Ce fut alors que je fus frappé de la coïncidence de cette étrange affection arthropathique, succédant d'abord à la rougeur dorsale du pied puis à une autre arthropathie au niveau du 5e métatarsien, avec un peu de diminution de la mémoire, un notable amoindrissement de la sensibilité cutanée (car l'incision cruciale avait été faite sans anesthésique, et presque sans douleur pour le malade), avec aussi un certain air niais de la physionomie, un rire fréquent pour les choses les plus insignifiantes, avec des vomissements fréquents survenant sans cause, de l'inappétence, et je me demandai : est-ce une affection cérébrale à son début ?

Pendant le mois de décembre il y eut alternance entre la douleur et le gonflement hydarthrosique du genou gauche et la rougeur du dos du pied gauche, à plusieurs reprises et pendant un repos absolu au lit.

Pendant le mois de janvier, après une semaine où tous ces symptômes avaient disparu, il survint une enflure du pied gauche sans changement de coloration de la peau, ni douleur. De temps en temps, le malade avait des vomissements. Le 26 janvier, il fut pris d'une crise de douleurs fulgurantes dans les deux membres inférieurs, surtout le gauche, quelques-unes dans le bras, comparables à des secousses électriques, reprenant toutes les 2 ou 3 minutes, et s'accompagnant d'une fièvre avec frissons, chaleur, sueur, pendant deux heures. Les douleurs fréquentes furent apaisées par une injection hypodermique de morphine.

En février, le malade était beaucoup mieux, tous les accidents cutanés ou arthropathiques avaient cessé ; la physionomie paraissait morne, fatiguée, la mémoire moins affaissée ; pendant ce mois, il eut encore quelques vomissements et quelques douleurs fulgurantes, mais beaucoup moins intenses que l'accès précédemment décrit. Mais, à la fin du mois, il avait un abcès au niveau de l'extrémité antérieure du 5e métatarsien dans le point même où le cor avait été coupé crucialement.

Chose bizarre ! il avait marché tous les jours, et ne s'était aperçu que la veille au soir que son pied était rouge et gonflé. J'ai ouvert largement cet abcès, enlevant tout le tissu épidermique induré, mettant à nu l'articulation, et tout cela sans grande douleur pour le malade. La tête du 5ᵉ métatarsien me paraissait malade ; elle était rugueuse au toucher. Repos absolu au lit, pansement à plat, et, le 4 mars, il survint une rougeur à la partie interne de la jambe et le long de la saphène, que l'on sentait manifestement indurée. Pourquoi cette phlébite ? Puis sur le dos du pied, nouvelle rougeur six jours après, qui finit par s'abcéder ; pourquoi cet abcès ? Pendant que la cicatrisation de la plaie suivait une marche régulière, à la fin de mars le malade se trouvait de nouveau bien ; tous les accidents avaient cessé, mais, de temps à autre, il éprouvait des vomissements et des secousses fulgurantes.

Au commencement de mai, sans motif appréciable, l'abcès préarticulaire au niveau du 5ᵉ métatarsien s'était reproduit. J'envoyai le malade consulter un chirurgien lyonnais, qui m'engagea à réséquer les deux os, la phalange et l'extrémité antérieure du 5ᵉ métatarsien ; il ne se prononça pas sur la nature de l'affection des centres nerveux, qui était cause de tous ces accidents consécutifs et du mal perforant dorsal si tenace au niveau de l'extrémité antérieure du 5ᵉ métatarsien. Mais, pour lui comme pour moi, il n'y avait pas de doute que cette lésion périphérique et tous les accidents cutanés et arthropathiques antérieurs ne fussent la conséquence d'une lésion nerveuse centrale, eu égard à la diminution de la sensibilité cutanée (les deux pointes n'étaient perçues qu'à 0,022), aux autres signes intellectuels peu accusés, aux vomissements et aux douleurs fulgurantes.

L'opération fut pratiquée le 5 mai de la façon suivante : une incision longitudinale le long du bord externe du métatarsien mit à nu la moitié de cet os et l'extrémité postérieure de la phalange ; puis ces deux os furent réséqués avec un fort sécateur. Le pansement phéniqué amena une cicatrisation régulière et sans accident.

Vers le milieu de juillet, un mois après la guérison complète de l'opération, il survint une rougeur et un gonflement intense de toute la région de la partie inférieure du tendon d'Achille. Cet accident dura une quinzaine de jours, et disparut par résolution. Aujourd'hui le malade est devenu très-obèse, et je m'attends à de nouvelles manifestations morbides.

Petites opérations.

Je n'ai point parlé d'une multitude de cas de panaris, phlegmons, abcès et autres petites opérations chirurgicales, parce qu'ils n'ont aucune importance, et que, si parfois j'ai éprouvé des difficultés, ce n'est pas en tant qu'opération.

Je veux dire quelques mots d'un accident fréquent qui, insignifiant au premier abord, amène souvent des conséquences graves, et offre une certaine difficulté parfois dans l'intervention chirurgicale. Je veux parler des aiguilles qui s'implantent et se cassent profondément dans la paume de la main. J'ai vu des fragments qui n'avaient pu être retirés provoquer des phlegmons graves.

La personne, à qui pareil accident vient d'arriver, montre sa main, en indiquant un petit point, quelquefois même invisible, par où l'aiguille est entrée. La pression ou l'exploration, qu'il ne faut pas trop répéter, car cela enfonce toujours plus le fragment, est très-douloureuse. Il y a des cas où l'on est assez heureux pour sentir la pointe ; alors on insensibilise l'endroit avec l'éther pulvérisé ; on agrandit l'ouverture d'entrée avec un bistouri, et on retire le corps étranger. Mais, d'autres fois, c'est plus difficile, et, à ce propos, je vais citer deux cas.

Dans l'un, il s'agissait d'une domestique qui, en lavant du linge, s'implanta dans la paume de la main une aiguille qui s'y cassa profondément. Le lieu d'introduction était entre l'éminence thénar et l'hypothénar. L'aiguille avait traversé l'aponévrose palmaire et s'était fixée dans le tendon fléchisseur du doigt médius, si bien que ce doigt restait dans l'extension, et tout mouvement pour le fléchir était très-douloureux. J'éthérisai la paume de la main, et, pendant l'insensibilisation, je fis une ouverture avec un bistouri.

Malheureusement on ne fait pas toujours l'ouverture juste au-dessus du corps étranger ; ainsi, quoique mon incision eût un demi-centimètre de long, je ne trouvai rien. Je cherchai avec un stylet, qui, en grattant sur les fibres de l'aponévrose palmaire, me faisait souvent croire à la présence du corps étranger. La recherche durait depuis longtemps ; d'autre part, laisser une plaie et un morceau d'acier dans une gaîne tendineuse de la paume de la main, c'était exposer la patiente à un phlegmon profond à irradiation par les gaînes tendineuses. J'insensibilisai de nouveau, et j'agrandis mon incision en profondeur et en longueur. Je fus assez heureux pour réussir dans mes nouvelles recherches, et je retirai un fragment d'épingle d'acier, à tête bleue, long de deux centimètres et demi. Séance tenante je refermai la plaie, que je recollai avec du collodion et du taffetas. La malade garda le repos pendant trois jours, et la réunion par première intention fut obtenue.

— Dans un second cas, l'aiguille était entrée dans l'éminence hypothénar; après avoir fait quelques recherches par une ouverture pratiquée pendant l'insensibilisation, la malade perdit patience, et se refusa à toute tentative. Je ne m'y opposai pas, car un corps étranger dans une masse musculaire n'offre pas le même danger que dans le cas précédent. Je la laissai donc aller, en lui recommandant de s'opposer à la réunion de la petite plaie. En effet, trois jours après, on sentait dans cette petite incision l'extrémité de l'aiguille, qui fut retirée très-facilement.

Donc, si l'aiguille a pénétré dans des tissus où son séjour est un danger, il ne faut pas craindre de débrider pour aller à sa recherche; car si on retire le corps étranger, on ferme l'ouverture, et tout est dit; et si l'on n'est pas assez heureux pour le trouver, la plaie pratiquée est propice à une issue ultérieure sans offrir aucun danger. Dans ces cas, l'anesthésie localisée avec l'appareil de Richardson rend de grands services.

En fait de petites opérations, il en est une sur laquelle je désire appeler l'attention, c'est l'injection de teinture d'iode pure, dans l'adénite strumeuse chronique, avec la seringue de Pravaz. J'ai obtenu en deux mois, avec une injection de 2 ou 3 gouttes chaque fois, par semaine, la résolution complète d'engorgements ganglionnaires cervicaux qui avaient résisté jusque-là au traitement interne classique.

A ce propos, j'ai observé une jeune demoiselle qui avait, derrière le pavillon de l'oreille, un seul ganglion engorgé et à surface eczémateuse, sur lequel s'était épuisée la médication externe et interne. En un mois, en injectant, chaque semaine, dans cette adénopathie, grosse comme une noisette, une goutte de teinture d'iode pure, à l'aide d'une seule piqure, la disparition fut complète.

Accouchements.

Quoique je n'aie aucunement cherché les occasions de faire de l'obstétrique, je me suis trouvé dans le cas de faire quelques versions et quelques applications de forceps avec succès. Mais voici trois cas qui présentent un certain intérêt, notamment le troisième ; à cause de sa rareté, je l'exposerai tout au long.

Le premier est un abcès du ligament large, consécutif à la grossesse.

Mme B....., âgée de 40 ans, accouchait à minuit ; à 6 heures du matin, elle fut prise d'une douleur atroce dans la fosse iliaque droite. Croyant avoir affaire à une contraction irrégulière et douloureuse de l'utérus, je fis une injection hypodermique qui calma quelque peu la douleur. Le soir même la température dépassait 39 degrés et le pouls 120. Le lendemain, celui-ci atteignait 130, et le thermomètre 39 et demi. La douleur de la fosse iliaque droite persista. Cet état dura pendant deux semaines en décroissant graduellement chaque jour.

Le 15e jour, la chaleur était revenue à 37 et le pouls à 85, quand survint un violent accès de fièvre avec frissons, chaleur et sueur, oppression sternale et tout le cortége habituel, dans lequel le thermomètre dépassa 40 et le pouls 135. Cet accès ne persista que quelques heures, mais il reparut cinq jours après. Sa réapparition fit soupçonner une collection purulente dans la fosse iliaque droite, là où l'empâtement consécutif à l'accouchement et douloureux à la pression n'avait jamais cessé ; en effet, je trouvai dans le vagin, à droite, une tuméfaction résistante, s'étendant du cul-de-sac au milieu de la paroi. Cette grosseur fut piquée avec l'aspirateur Dieulafoi, et on ramena quelques grammes de pus. La collection descendit vers la vulve et l'anus, et fut ouverte dans le rectum. La guérison s'ensuivit après une longue convalescence, nécessaire pour remettre la malade, fortement éprouvée par un mois de fièvre et d'épuisement.

Observation de vomissement incoërcible provoqué par une fissure à l'anus à la suite de couches.

Mme G..... fut prise de fièvre trois jours après son accouchement ; la température dépassa 40 et le pouls 130. Cet état alla en diminuant, et après dix jours la température et le pouls étaient descendus, la première à 37 et le second à 100. Mais il persistait des vomissements opiniâtres et de la diarrhée ; après chaque selle, une grande douleur à l'anus ; puis le rejet des aliments suivait le dévoiement. Les symptômes avaient existé pendant la grossesse depuis le 4e mois ; mis sur le compte de l'état puerpéral à cette époque, sur le compte de l'état fébrile consécutif à la parturition après la délivrance, ils ne pouvaient plus être imputés à ces causes, alors que l'état fébrile avait cessé, et que rien nulle part n'indiquait une complication puerpérale. L'examen de l'anus me fit découvrir une fissure ; je fis la dilatation forcée pendant la chloroformisation, et tout fut guéri du jour au lendemain.

Je me suis demandé si cette fissure existait pendant la grossesse, ou si elle était due à l'acte physiologique de l'accouchement. Les vomissements avant l'accouchement étaient-ils provoqués par la grossesse ou par la fissure? Je n'ai pas pu éclaircir ce point.

Observation de môle creuse.

Mme N......, petite femme, mince, blonde, 26 ans, d'assez chétive apparence, vive et nerveuse, se trouvait enceinte, et disait n'avoir plus ses époques depuis le 18 février. Le 18 mai, elle fut prise de perte utérine; l'écoulement fut aussi abondant que les règles ordinaires, et ne s'accompagna jamais de douleur ni utérine ni rénale. Repos au lit dès l'apparition du sang, perchlorure de fer, tannin, glace sur le ventre. La fausse couche ne se faisait pas, et l'écoulement persistait. On cessa tout traitement, la malade se contentant de garder le lit.

La perte dura du 18 mai au 28 juin; pendant la première semaine, elle avait eu l'abondance des règles, mais, après, elle était devenue insignifiante, puis roussâtre, disparaissait pendant 24 ou 36 heures, et revenait un peu pendant la nuit ou pendant le jour. Le toucher vaginal pratiqué vers la fin de juin indiquait une grossesse en cours : col ramolli entr'ouvert, laissant pénétrer la moitié de la phalangette.

Cette dame, déjà mère de deux enfants, dont le premier a 7 ans, a toujours eu des accouchements fort longs : 40 heures pour le premier, et 18 pour le second, avec l'aide du forceps.

L'hémorrhagie s'arrêta le 28 juin, et la malade reprit

son genre de vie habituel, en évitant la voiture et la marche.

La grossesse continuait, et, vers le cinquième mois, le 18 juillet, l'hémorrhagie reparut, comme la première fois, aussi abondante qu'un écoulement menstruel. Elle attribuait la cause de cette perte, comme celle de la précédente, à une chute sur les genoux. Tout cela ne paraissait pas clair, et le vrai traumatisme occasionnel était physiologique, comme je l'appris dans la suite. Elle garda aussitôt le lit; trois jours après, l'écoulement s'arrêta complètement, mais le 22 juillet, à huit heures du soir, elle fut prise de douleurs d'accouchement; je passai la nuit près d'elle. Vers minuit, les contractions utérines revenaient toutes les deux minutes, le col se dilatait comme une pièce de deux francs; je sentais la proéminence faite par la poche des eaux. Tout faisait admettre une fausse couche inévitable. Cependant, sur le matin, les douleurs diminuèrent d'intensité et de fréquence, et le travail finit par s'arrêter.

Dans l'espoir de voir le travail se réveiller, on attendit la journée du 23 et la nuit du 24. A trois heures du matin, je fus appelé pour une hémorrhagie; il y avait un écoulement assez abondant; le col dilaté dans le même état que le 22 laissait passer la poche des eaux, au delà de laquelle on ne sentait aucune partie fœtale en la déprimant autant que possible. Le danger résidait dans l'hémorrhagie, et puisque l'accouchement avant terme ne pouvait être évité, je rompis la poche amniotique; il s'écoula la quantité d'un verre de liquide; je ne sentis aucune partie fœtale s'offrir à mon doigt, et je me hâtai de faire un tamponnement méthodique qui arrêta l'hémorrhagie. Le lendemain, je renouvelai le tamponnement par mesure de précaution. Le surlendemain 26, la malade, prise de découragement, demandait instamment qu'on finît de la délivrer. Je tâchai de raviver le travail avec la douche, puis avec l'éponge préparée dans le col ; l'écoulement n'avait pas reparu, le col restait dilaté et renfermait un corps spongieux que je crus être le placenta, et je m'expliquai ainsi pourquoi je n'avais pas rencontré le fœtus en crevant la poche des eaux, et pourquoi cette grosseur s'était accompagnée d'hémorrhagie. Je crus à une insertion vicieuse du placenta sur le col.

Ce ne fut que le 28, après trois applications d'éponge préparée, que les contractions utérines se réveillèrent. Sur les instances de la malade de hâter la délivrance, je saisis avec des pinces ce que je croyais être le placenta, mais à la moindre traction la malade accusa de la douleur. Je n'insistai pas, et abandonnai la chose aux efforts d'expulsion qui revenaient toutes les deux minutes. Sur le matin, le travail s'arrêta. La malade resta ainsi le 29, le 30 et le 31, et, le 1er août, M. le docteur Bouchacourt constata que l'utérus était vide, et l'hystéromètre ne mesurait que 11 à 12 centimètres. Comme aucun caillot, aucun fragment de placenta, aucune partie fœtale n'était sortie depuis douze jours, il en conclut que nous avions affaire à une môle creuse, transformation vésiculeuse de l'œuf, dans laquelle la résorption et l'écoulement sanguin font disparaître tous les produits solides de la génération.

Les suites de cette fausse couche furent normales, l'écoulement sanguin dura un mois ; mais je crois que cela était entretenu par un certain traumatisme physiologique qui n'était pas sans conséquence sur les hémorrhagies antérieures pendant la grossesse.

Affections des yeux.

J'ai réuni dans un chapitre à part les principales opérations pratiquées sur les yeux. Cette partie de la chirurgie m'intéresse particulièrement, et, si je n'ai pu, faute de ressources, arriver à soigner gratuitement tous ceux qui se présentaient à moi, du moins je suis arrivé à donner mes soins à tous ceux qui pouvaient faire le sacrifice de leurs frais de séjour au prix le plus modeste possible, mettant souvent à contribution, pour m'aider dans mes opérations, la complaisance de mes confrères, qui se sont toujours empressés à m'obliger.

On le conçoit ; en procédant de la sorte, ce qui m'a le plus gêné, c'est la crainte d'augmenter les frais de séjour des gens peu aisés ou de ceux qui étaient l'objet d'une bonne œuvre ; je n'ai donc pas pu faire tout ce que j'aurais désiré. Reculant tantôt devant la longueur du traitement, tantôt devant l'incertitude du succès, j'ai dû renoncer à bien des interventions que j'aurais entreprises si j'avais été le médecin d'un service hospitalier.

Plaie pénétrante du globe oculaire.

Un seul cas s'est offert à moi ; il s'agissait d'un jeune homme, M. C...., habitant une petite ville voisine de notre département. Etant à la chasse avec un camarade, un coup de fusil malheureux lui envoya dans l'œil gauche un grain de plomb de lièvre. Je le vis six heures après l'accident. Le plomb avait pénétré dans l'œil directement d'avant en arrière par la cornée, en effleurant le bord de la paupière supérieure; l'œil s'était en partie vidé sous le coup, et faisait hernie hors des paupières, qui produisaient un étranglement derrière lui; l'organe lui-même était devenu noir, ecchymotique, méconnaissable, et on distinguait à peine les débris de la cornée du reste de l'œil. Malgré l'avis d'intervenir, donné par un confrère, je me bornai au moyen antiphlogistique le plus simple, le froid, puisque le patient ne souffrait presque pas. En 40 jours l'œil était réduit à un moignon, sur lequel on plaça un œil artificiel.

Réflexions. — J'ai reconnu la supériorité du conseil donné par les oculistiques dans pareil cas, de laisser faire la nature et de ne pas se hâter d'amputer l'organe détruit.

Opérations de cataracte.

Il serait trop long de rapporter toutes mes opérations de cataracte. Aussi je me contenterai de faire connaître la modification survenue dans ma manière de voir depuis 1875, année où j'ai publié *Mes considérations sur l'opération de la cataracte par la méthode extractive.*

A cette époque, j'avais une tendance à abandonner le procédé de de Grœffe modifié, et à revenir à la méthode de Lebrun. Depuis lors j'ai reconnu que la grande difficulté consiste à savoir adapter le procédé opératoire à chaque espèce de cataracte, suivant l'âge du sujet et le tempérament du malade.

A la rigueur, un opérateur exercé réussit avec n'importe quelle méthode d'extraction, et ses succès varient peu en nombre. Pourtant, chez les vieillards, le lambeau périphérique, uni à l'iridectomie, a plus de chance d'être suivi de réussite. Chez les sujets jeunes, on peut respecter l'iris sans grande crainte de réaction inflammatoire, comme chez les personnes douées d'une bonne constitution.

Depuis 1875, un nouveau médicament, précieux pour la thérapeutique oculaire, a été obtenu à bon marché ; je veux parler de l'ésérine et de ses sels. Les propriétés antiphlogistiques et myotiques de cet extrait de fève de Calabar sont d'un puissant secours pour le chirurgien qui extrait un cristallin cataracté. Sa propriété de resserrer la pupille est tellement active, que le professeur de Wecker avait basé sur cette action un nouveau manuel opératoire. Voici comment il procédait : incision à lambeau périphérique, kystitomie et expulsion de la lentille cataractée, nettoyage de l'œil et instillation de sulfate neutre d'ésérine pour faire rentrer complètement l'iris dans la chambre antérieure. Cette action du myotique s'exécute en dix minutes.

Pourquoi le professeur est-il revenu à son procédé antérieur avec iridectomie ? Il ne l'indique pas dans son récent ouvrage de thérapeutique oculaire. Toujours est-il que cette tentative a fait reconnaître l'avantage de l'emploi de l'ésérine absolument neutre. J'ai eu l'occasion, en 1878, de voir de nouveau opérer M. de Wecker et de reconnaître que son couteau à cataracte est plus facile à manier que celui effilé de de Grœffe.

Je puis dire que le plus grand fruit qu'on retire de l'enseignement des maîtres, c'est quand on retrouve ceux-ci après avoir soi-même mis en pratique leurs leçons ; car alors seulement on juge de l'importance des petits détails, conditions fréquentes de toute réussite, et alors seulement on s'attache à les observer et à apprendre pourquoi on a échoué.

En 1875, ma statistique d'opérations de cataracte comptait 68 extractions. Aujourd'hui, une trentaine doit être ajoutée à ce chiffre. C'est donc sur près de cent opérations que je me base dans mes déductions chirurgicales.

Depuis quelque temps on a essayé de supprimer le bandeau compressif après l'opération ; Gayet, le chirurgien de l'Hôtel-Dieu de Lyon, est du nombre. Il ne s'en est pas mal trouvé. Je veux bien admettre que ce pansement est inutile pour la guérison, mais je persiste à croire qu'il est un moyen de protection contre les attouchements du malade, s'il ne l'est pas toujours contre les chocs de maladresse. Je préfère donc l'imposer à l'opéré pendant trois où quatre jours.

Quant au mode opératoire, j'ai adopté le couteau de de Wecker, qui facilite l'incision à lambeau périphérique, et évite les mouvements de scie inhérents au couteau de de Grœffe. Je réserve le procédé de Lebrun pour les yeux jeunes et sains; j'attache une grande importance à la rentrée des coins de l'iris sectionné, et je m'efforce de l'obtenir avec la spatule à corne construite à cet effet. Cette importance m'a été surtout démontrée par le professeur de Wecker, dont j'ai suivi les leçons pendant trois semaines, en mai 1878. Pour assurer la rentrée de l'iris complètement, et m'opposer à la réaction inflammatoire, j'instille aussitôt après l'opération deux ou trois gouttes de sulfate neutre d'ésérine. Ce médicament diminue la chambre antérieure à tel point qu'une fois je fus obligé de renoncer à une opération de cataracte parce que j'en avais instillé avant l'opération; le couteau, déjà introduit dans la chambre antérieure, fut retiré, faute de pouvoir faire un lambeau suffisamment grand. Voilà quelles sont mes réflexions actuellement. Je ne réponds pas de ne les point modifier, car, en chirurgie comme en toutes choses, il faut se défier des systèmes immuables.

Obstruction des voies lacrymales.

Voici les principaux cas d'obstruction des voies lacrymales :

J.... R...., de Chambéry, œil gauche; mai 1872. — Epiphora par oblitération du canal nasal à sa naissance, datant de 3 ou 4 années. Section du point lacrymal supérieur par le procédé de Weber, cathétérisme avec la sonde de Bowman n° 1 pendant 17 jours. Guérison.

D.... M...., de Chambéry, œil droit; juin 1872. — Epiphora par rétrécissement du canal nasal. Section du point lacrymal supérieur, cathétérisme avec le n° 1 de Bowman pendant 14 jours. Guérison.

Mme A...., d'Albertville, œil gauche; juillet 1872. — Epiphora par rétrécissement du conduit lacrymal à son embouchure dans le sac. Section du point lacrymal inférieur, cathétérisme avec la sonde n° 1, continuée par la malade. Guérison.

S.... J...., de Nantes, œil droit; juillet 1872. — Epiphora par rétrécissement multiple du canal nasal. Section du point lacrymal supérieur, cathétérisme avec la sonde n° 2 de Bowman pendant deux mois. Insuccès.

B.... J...., d'Albertville, œil droit; août 1873. — Epiphora par rétrécissement des points lacrymaux. Section des ouvertures seulement; cathétérisme pendant quatre jours. Guérison.

M. G...., de Chambéry, œil gauche; août 1874. — Epiphora par rétrécissement multiple du canal nasal. Guérison obtenue par une canule à demeure. Observation publiée dans le 4e Bulletin de la Société médicale de Chambéry, 1874.

Mme R...., de Chambéry, œil gauche; février 1873. —

Epiphora par rétrécissement, siégeant à la naissance du canal nasal. Section du point lacrymal supérieur, cathétérisme pendant un mois et demi avec la sonde n° 2 de Bowman. Guérison.

Mme C..., de Chambéry, œil droit; mars 1873. — Epiphora par rétrécissement de la naissance du canal nasal. Section du point lacrymal supérieur, cathétérisme pendant trois semaines. Guérison.

Mlle C...., de Chambéry, œil gauche; avril 1873. — Epiphora par rétrécissement des conduits lacrymaux. Section du point lacrymal supérieur, cathétérisme pendant vingt jours. Guérison.

Mlle V...., de Chambéry, œil gauche ; mai 1873. — Ephiphora par rétrécissement de l'embouchure des conduits lacrymaux. Section du point lacrymal supérieur, cathétérisme pendant huit jours. Guérison.

Mme G...., de Cognin; septembre 1872. — Oblitération des points lacrymaux. Epiphora. Section élargissant les ouvertures; leur maintien dilaté pendant cinq jours. Guérison.

Sœur M...., de Rumilly, œil droit; septembre 1873. — Epiphora par rétrécissement du canal nasal. Section du point lacrymal supérieur, cathétérisme avec la sonde n° 1 de Bowman pendant quinze jours. Guérison.

Mme M...., d'Aix-les-Bains, œil gauche; septembre 1873. — Epiphora par rétrécissement de la naissance du canal nasal. Section du point lacrymal supérieur, cathétérisme pendant 12 jours avec la sonde n° 1 de Bowman. Guérison.

C.... L...., de Chambéry, œil gauche; janvier 1874. — Epiphora par éversion des points lacrymaux. Elargissement du point inférieur. Guérison.

Mme M...., de Chambéry, œil gauche ; novembre 1873.

— Epiphora par éversion des points lacrymaux. Elargissement du point inférieur. Guérison.

M. B...., de Rumilly, œil droit; février 1874. — Epiphora par rétrécissement multiple du canal nasal pour les deux yeux, datant de plusieurs années. Section des points lacrymaux supérieurs. Cathétérisme avec le n° 1 de Bowman pendant 15 jours. Insuccès, le malade n'ayant pas eu la patience d'attendre.

C.... M...., d'Annecy; janvier 1874. — Epiphora par rétrécissement multiple des deux canaux nasaux, datant de deux ans. Section des points lacrymaux supérieurs. Cathétérisme pendant 40 jours. Guérison.

Sœur M.... L...., de Chambéry, œil gauche; décembre 1873. — Epiphora par rétrécissement de la naissance du canal nasal. Section du point lacrymal supérieur. Cathétérisme avec la sonde n° 1 pendant 15 jours. Guérison.

Mlle B...., de Rumilly, œil droit; février 1874. — Epiphora par rétrécissement multiple du canal nasal. Canule à demeure. Insuccès. Observation publiée dans le 4e Bulletin de la Société médicale de Chambéry, 1874.

P.... F...., de Grésy; janvier 1874. — Epiphora par oblitération des points lacrymaux. Elargissement des points inférieurs. Guérison.

R.... F...., de Chambéry, œil gauche; mars 1874. — Epiphora par rétrécissement du canal nasal et catarrhe du sac lacrymal. Section des points lacrymaux supérieurs. Cathétérisme et injection astringente avec la sonde n° 2 de Bowman pendant deux mois. Guérison.

C.... J...., de Montmélian, œil droit; avril 1874. — Epiphora par ectropion de la paupière inférieure. Section du conduit lacrymal inférieur. Cathétérisme pendant un mois. Guérison.

R.... P....., du Noyer ; juin 1874. — Epiphora par oblitération des points lacrymaux. Elargissement des points lacrymaux. Guérison.

M. P...., d'Annecy, œil gauche ; mai 1874. — Epiphora par rétrécissement des conduits lacrymaux. Cathétérisme sans élargissement des points lacrymaux pendant 8 jours. Guérison.

Mlle R...., de Chambéry, œil gauche ; juillet 1874. — Epiphora par rétrécissement de la naissance du canal nasal. Section du point lacrymal supérieur. Cathétérisme avec le n° 1 de Bowman pendant 18 jours. Guérison.

Mme B...., de Saint-Genix, œil gauche ; juillet 1874.— Epiphora par rétrécissement du canal nasal. Section du point lacrymal supérieur. Cathétérisme avec le n° 1 de Bowman pendant 21 jours. Guérison.

Mme P...., de Saint-Michel ; avril 1874. — Epiphora double par rétrécissement du canal nasal. Section des deux points lacrymaux supérieurs. Cathétérisme avec le n° 1 de Bowman pendant 12 jours. Guérison.

Mlle M...., de Cusy, œil droit ; avril 1874. — Epiphora par rétrécissement multiple du canal nasal. Section du point lacrymal supérieur. Cathétérisme pendant dix jours, deux fois par jour, avec le n° 1 de Bowman. Insuccès, la malade n'ayant pas eu la patience de laisser poursuivre le traitement.

Mlle A...., de Chambéry, œil gauche ; janvier 1875. — Epiphora par rétrécissement simple du canal nasal. Section du point lacrymal supérieur. Cathétérisme pendant deux mois. Insuccès.

Mlle G...., de Chamoux ; septembre 1874. — Epiphora double par oblitération complète de l'extrémité inférieure du canal nasal. Section des points lacrymaux supérieurs. Dilatation et incisions multiples dans les deux canaux nasaux. Insuccès. L'injection d'eau ne passait pas.

Mlle S...., 10 ans, du Viviers, œil gauche; octobre 1875. — Epiphora par rétrécissement multiple du canal nasal. Section du point lacrymal supérieur. Cathétérisme pendant deux mois. Insuccès.

Mme B...., d'Aix-les-Bains, œil droit; septembre 1874. — Epiphora par rétrécissement du conduit lacrymal. Section du point supérieur. Cathétérisme avec le n° 1 pendant 10 jours. Guérison.

Mme B...., de Chambéry; septembre 1875. — Epiphora double par rétrécissement de la naissance du canal nasal. Section des deux points lacrymaux supérieurs. Cathétérisme avec les n°s 1 et 2 de Bowman pendant deux mois. Guérison.

Mme R...., œil gauche; septembre 1875. — Epiphora par rétrécissement de la naissance du canal nasal. Section du point lacrymal supérieur. Cathétérisme pendant huit jours seulement avec le n° 1. Amélioration; la malade n'a pu poursuivre la guérison.

Mlle M...., 10 ans, d'Aix-les-Bains, œil gauche; janvier 1876. — Epiphora par rétrécissement simple du canal nasal et catarrhe du sac lacrymal. Section du point lacrymal supérieur. Cathétérisme et injections astringentes avec le n° 1 pendant 21 jours. Guérison.

Réflexions. — Il serait fastidieux de continuer cette énumération. Je me suis contenté de citer les principales observations pour donner une idée du traitement que j'ai suivi, et montrer la proportion des insuccès sur les réussites. Ainsi, sur les 35 observations prises au hasard et relevées de ma clientèle, je compte 7 insuccès.

Mais je me hâte de faire observer que, dans un service hospitalier, ce chiffre serait moins considérable, parce que la gratuité des soins et des frais de séjour empêcherait le malade de se décourager quand le succès tarde à venir..

Au point de vue chirurgical, tous les oculistes sont unanimes à reconnaitre que le traitement des maladies des voies lacrymales est très-difficile.

Voici ce que la pratique m'a appris : Quand un cas est réfractaire au traitement par la méthode de Bowman, il est réfractaire à tout autre, ou à peu près.

La façon de procéder que je préfère est celle du professeur de Wecker.

En présence d'un larmoiement, je cherche si les points lacrymaux ne sont ni obstrués, ni déviés ; puis, avec la seringue d'Anel, je m'assure de la perméabilité des conduits. Quand l'obstruction tient aux points lacrymaux, le chirurgien étonne son malade par la rapidité de la guérison ; car il suffit d'élargir leur ouverture de 1 ou 2 millimètres avec le couteau de Weber, pour que, séance tenante, le larmoiement diminue. Il faut ensuite maintenir béante cette petite section pendant quatre à cinq jours, jusqu'à cicatrisation complète, et la guérison est assurée. Mais si l'obstacle au cours naturel des larmes par les fosses nasales tient à un rétrécissement soit de l'embouchure du conduit lacrymal dans le sac, soit de la naissance du canal nasal dans le point le plus déclive du sac lacrymal, il faut dilater pendant un temps fort variable, qu'on ne peut pas souvent indiquer d'avance.

Enfin il y a des cas incurables, sans qu'on sache pourquoi, alors que l'eau, poussée par le conduit lacrymal, s'échappe par les narines, et j'ai toujours remarqué que les différentes méthodes sont aussi infructueuses les unes que les autres en général. Pourtant, après la dilatation par le procédé de Bowman, la section des rétrécissements, soit avec le couteau de Stilling, soit avec le couteau droit de Weber, procure parfois une guérison qu'on avait longtemps poursuivie avec le cathétérisme seul.

Les cas les moins favorables sont ceux qui s'accompagnent de catarrhe du sac lacrymal.

On peut donc dire qu'aujourd'hui les cas justiciables de l'oblitération du sac lacrymal par les caustiques, ou de l'ablation de la glande lacrymale sont devenus très-rares et beaucoup moins fréquents qu'autrefois. Pour mon compte, je n'ai pas eu à y recourir, parce que les malades préféraient conserver leur larmoiement plutôt que de se soumettre à une opération importante, comme l'ablation de la glande lacrymale. Si je fais la somme de toutes les opérations pratiquées pour guérir le larmoiement, j'arrive au chiffre de 220 environ, sur lesquelles je trouve 15 à 20 cas réfractaires au traitement de douceur indiqué par Bowman et Wecker. Ce traitement, quoique peu douloureux, devient d'une application très-difficile chez les enfants ; dans ces cas, plutôt que d'avoir recours à la violence, je n'hésite pas à employer le chloroforme.

Iridectomies.

L'énumération pure et simple de tous les cas où j'ai retranché un morceau de l'iris n'offrirait aucun intérêt. Je préfère vous faire part des réflexions que ces 50 ou 60 opérations m'ont suggérées.

Les quelques cas où j'ai eu recours à la section de

l'iris, pour déplacer le rayon visuel, n'ont rien présenté de remarquable, et je n'ai pas reconnu qu'il y ait eu lieu de s'éloigner des données classiques. Le procédé le plus simple et le plus généralement adopté reste, à mon avis, le meilleur : faire la section avec le couteau lancéolaire ; couper avec les pinces l'iris attiré au dehors avec la pince droite, pendant qu'on a confié à un aide la pince à fixer l'œil ; s'appliquer à bien faire rentrer les coins de l'iris avec la spatule en corne, et instiller de l'ésérine pour éviter à tout prix l'enclavement ; enfin, réserver l'iridotomie pour des cas spéciaux.

Tout cela n'offre aucune difficulté, ni aucun prétexte à modification.

Quand il s'agit de rétablir la communication entre la chambre antérieure et l'espace situé entre l'iris et le cristallin, dans le cas de synéchies consécutives à l'iritis chronique (ce qui constitue pour moi le cas le plus fréquent de mes iridectomies, probablement parce que l'iritis chronique est l'affection oculaire la plus facilement méconnue dans la pratique médicale des campagnes), je puis sans inconvénient me hasarder à opérer seul, et je ne crains pas alors de faire la kératomie avec le couteau de de Grœffe et de couper l'iris sans fixer l'œil, parce que je n'ai pas à redouter les mouvements du malade, l'iris ne venant pas faire hernie entre les lèvres de la plaie. Néanmoins, comme dans le cas précédent, j'instille l'ésérine, et je me garde contre l'enclavement.

Mais toute autre est ma crainte lorsque j'ai à pratiquer l'iridectomie curative d'un glaucome. Je ne saurais alors trop prendre de précautions. Quoique cette intervention ne se présente que rarement, j'ai eu l'occasion de la pratiquer une dizaine de fois. Le danger qui est suspendu sur l'œil glaucomateux pendant qu'il est soumis à l'iridectomie est grand et multiple. L'incision doit être à la périphérie de la cornée pour atteindre le but cherché qui est la transsudation exosmotique à travers le tissu de Leber. L'ouverture de la chambre antérieure ne doit s'effectuer qu'avec lenteur. Toute déplétion brusque peut rompre la zone de Zinn, ou provoquer un décollement rétinien ou une hémorrhagie intra-oculaire. L'iris se jette dans la plaie après sa résection; il faut craindre son adhérence dans les lèvres de la plaie. Pour éviter tout cela, il est préférable de se servir du couteau lancéolaire ; après avoir saturé l'œil avec de l'ésérine pendant plusieurs jours et recommandé le calme au patient, car la moindre agitation de sa part peut compromettre l'œil à tout jamais, on confie la pince à fixation à une main exercée, et on résèque soi-même. Il faut enfin savoir lâcher l'œil et retirer l'écarteur à temps.

Il paraît bien démontré aujourd'hui que ce qui est important dans l'iridectomie pour guérir le glaucome et diminuer la tension intra-oculaire, ce n'est pas la résection de l'iris, mais bien la plaie pratiquée à l'union de la cornée avec le sclérotique dans le tissu à espace lymphatique, à travers lequel se fait l'exosmose de la chambre antérieure. Ce qui le prouve pratiquement, c'est le succès obtenu par l'opération de la sclérotomie que vient de proposer de Wecker pour diminuer la tension intra-oculaire.

Voici en quoi elle consiste : avec un couteau effilé à double tranchant, il transperce de part en part la chambre antérieure en entrant par un bord de la cornée et en sortant par un autre. Il retire son instrument sans laisser sortir l'iris par la plaie, peu étendue du reste, qui en résulte. Il est vrai qu'il a eu soin auparavant de resserrer fortement le diaphragme iridien avec de l'ésé-

rine. Cette opération, pratiquée sur des yeux staphylo-
mateux, ectatiques ou atteints d'infiltration de la cornée,
a parfaitement réussi.

Voici dans quels cas je l'ai faite :

Une jeune fille de 21 ans était atteinte d'infiltration
chronique de la cornée. Injection périkératite, photophobie ; à l'éclairage latéral la cornée est trouble et offre
en certains points des infiltrations plus accentuées. Soignée d'abord avec l'application de ventouses Heurteloup
à la tempe, la maladie restait stationnaire ; puis j'essayai
l'ésérine, qui a la propriété de diminuer la tension intra-
oculaire, et notamment de diminuer la chambre antérieure. J'essayai une fois l'instillation de l'atropine, mais
je remarquai aussitôt que ce médicament, qui augmente
la pression intra-oculaire, avait fait accentuer les points
infiltrés ; je pensai qu'une sclérotomie , en opérant
comme l'iridectomie, aurait un bon résultat.

Je fus étonné de la facilité de cette opération et du
peu de suites qu'elle occasionna. L'effet désiré fut
obtenu ; à partir de ce moment, l'infiltration commença
à entrer en décroissance.

— Une autre fois, il s'agissait d'une cornée ectatique,
et pour laquelle il fallait faire une iridectomie pour
diminuer la pression intra-oculaire ; l'iridectomie avait
cet avantage, mais l'inconvénient de faire une grande
déformation pupillaire. Je préférai la sclérotomie.

Avant de connaître ce nouveau procédé opératoire,
j'observai un kératocone, pour lequel je fus longtemps à
hésiter si je lui ferais suivre un traitement. Aujourd'hui
je tenterais la sclérotomie, qui, en tous cas, est inoffensive ; car les autres opérations essayées contre cette
maladie sont peu encourageantes.

Strabisme.

Le nombre des strabiques est grand, mais peu consentent à une opération. La raison en est que toujours on recule devant une douleur pour corriger une infirmité absolument indolore. Néanmoins voici quelques cas de cette opération.

L'enfant B....., âgé de 12 ans, me fut amené par l'abbé G..... Le strabisme était alternant, concomitant, et l'œil gauche amblyope. Soumis au chloroforme, la correction de 3 millimètres fut pratiquée sur chaque œil, parce que la déviation de 6 millimètres de l'œil gauche ne pouvait être corrigée que par une répartition sur chaque organe. Guérison parfaite.

— L'enfant P....., âgé de 14 ans, avait un strabisme alternant, concomitant, provoqué par une hypermétropie + 18. L'opéré étant endormi avec le chloroforme, avec le concours du Dr Dénarié, la rectification fut pratiquée sur chaque œil de 3 millimètres. Guérison parfaite.

— Mlle de M..... n'avait qu'une déviation de 2 millimètres, provoquée par une hypermétropie de 1/24. La rectification fut pratiquée par reculement de tendon du droit interne gauche, avec l'assistance du Dr Besson. Guérison parfaite.

— Mlle P..... L'œil gauche était amblyope, et le strabisme alternant, concomitant, la déviation égale à 4 millimètres. L'opération, pratiquée sans chloroforme, ne porta que sur le tendon du droit interne gauche; aussi, dans le regard fortement oblique, l'œil opéré ne suit pas complètement son congénère. Il aurait fallu répartir la rectification.

— M. L....., employé du chemin de fer, reçut un

coup de manche d'outil sur l'œil droit ; il se produisit un strabisme traumatique par reculement de tendon du droit interne droit. Il en résultait une diplopie excessivement gênante. La déviation était de 2 à 3 millimètres. La rectification dut être pratiquée graduellement. D'abord le simple détachement de tendon du droit externe droit laissait persister une légère diplopie. Il fallut, séance tenante, revenir en deux fois au débridement des expansions à la capsule de Ténon pour obtenir une régularisation complète du regard et la disparition de la diplopie.

— M. R...... avait été opéré de la cataracte sur un œil ; l'autre organe, également cataracté, se dévia en dedans. Après l'avoir débarrassé de sa seconde cataracte, je lui rectifiai les mouvements de l'œil, et fis cesser son strabisme.

— M. G..... était atteint d'amblyopie toxique depuis plusieurs mois. Cette cécité partielle, dont la cause était inconnue à son médecin, avait provoqué des efforts de vision et un défaut d'adaptation binoculaire qui détermina un strabisme alternant, concomitant, d'une déviation de 2 millimètres sur l'œil droit. Après la guérison de l'amblyopie toxique, le strabisme fut opéré et guéri.

Les autres cas, au nombre de cinq ou six, n'offrent rien de remarquable.

Réflexions. — Cette opération doit se faire sans le secours du chloroforme ; malheureusement, chez les enfants, il n'y faut pas songer. De là vient une difficulté, c'est que l'opéré endormi ne peut plus faire les efforts oculaires nécessaires pour que l'opérateur reconnaisse si la correction est incomplète ou dépassée.

Plaie pénétrante de la chambre antérieure avec hernie de l'iris.

Voici un accident qui, au premier abord, n'a pas l'air bien grave, et cependant, abandonné à lui-même ou mal soigné, il peut amener la perte complète de l'organe.

A une époque où l'on ne trouvait pas encore dans les pharmacies l'ésérine, ce médicament précieux pour la thérapeutique oculaire, je vis deux cas presque identiques à quelques jours de distance.

En automne 1873, une petite fille de huit ans, du Bourget, étant à l'école, tenait son porte-plume appuyé sur la table. Ayant baissé rapidement la tête pour regarder sur le livre, la plume métallique entra dans la chambre antérieure à la périphérie de la cornée, dans une direction parallèle à l'iris. Je vis l'enfant le lendemain : il y avait hernie de l'iris, aucune douleur, ni réaction inflammatoire, ni épanchement sanguin.

— Peu de temps après, on m'amena un enfant, de Chignin, qui, en faisant la cueillette du raisin, par un mouvement maladroit, s'enfonça la pointe du couteau, dont il se servait, dans la chambre antérieure à la périphérie de la cornée, parallèlement à l'iris. Je le vis le surlendemain de cet accident ; l'œil n'offrait aucune rougeur, et il y avait au bord de la cornée une petite hernie de l'iris grosse comme une tête d'épingle.

Dans les deux cas, je me contentai de réséquer le prolapsus et d'appliquer le bandeau compressif. Aujourd'hui je prescrirais l'ésérine avant de penser à l'opération.

— En décembre 1878, un ouvrier qui raccommodait une courroie avec une alène, par un mouvement de maladresse, se planta l'instrument dans l'œil. Je le vis huit jours après l'accident. La chambre antérieure était pleine de sang, l'œil fortement injecté, et, à la base de la cornée, il y avait une petite tuméfaction. Après quelques applications de ventouses Heurteloup à la tempe, la chambre antérieure s'éclaircit, et je pus reconnaître l'étendue des désordres. L'alène avait pénétré à deux millimètres du bord cornéen à la partie inférieure, avait déchiré l'iris en se dirigeant parallèlement au cristallin; l'iris avait fait hernie, mais on voyait à la partie latérale droite de la pupille artificielle traumatique une frange du diaphragme irien produite par le choc. Le cristallin, heureusement, n'avait pas été intéressé. La plaie se ferma, l'inflammation finit par disparaître, et, deux mois après, pour éviter les conséquences de l'adhérence de l'iris et des tiraillements qui en résultent, je fis une pupille artificielle en haut, non-seulement pour remédier à la rétraction, mais pour redresser l'ouverture pupillaire qui tendait à descendre en bas de plus en plus.

Réflexions. — Aujourd'hui, en présence d'une hernie traumatique de l'iris, je m'empresserais d'instiller de l'ésérine et d'appliquer le bandeau compressif pour réduire le prolapsus, et je ne me déterminerais à le sectionner qu'après 48 heures, en supposant que le malade me soit amené aussitôt après l'accident, lorsque la réduction m'en aurait été démontrée impossible.

Amputation de l'œil.

Ceci m'amène à parler de quelques cas où j'ai dû faire l'ablation de l'organe de la vision.

Une domestique, M.... G....., âgée de 50 ans, était atteinte à l'œil gauche de glaucome chronique. Je lui avais proposé l'iridectomie, non pour rétablir sa vue disparue depuis longtemps, mais pour faire cesser ses douleurs ciliaires et s'opposer à l'influence sympathique. Elle refusa. Enfin, deux ans après, comme les douleurs hémicraniennes n'avaient pas de fin, que l'œil glaucomateux était devenu ectatique au point de s'opposer à l'occlusion des paupières, que cet organe avait perdu toute ressemblance avec un œil, elle se décida. L'amputation fut pratiquée, et les souffrances ne reparurent pas. L'énucléation fut faite avec le docteur Chamousset, pendant le sommeil chloroformique, par le procédé classique : détachement des insections musculaires en conservant la conjonctive, section du nerf optique par le côté externe et section des muscles obliques; pansement avec un bourdonnet de coton. C'est par ce procédé que j'ai énucléé l'œil atteint de sarcome de la cornée, dont l'observation est relatée plus loin.

— Un jeune homme de Maltaverne avait reçu dans l'œil droit un éclat de capsule. Cet éclat, traversant la cornée et l'iris, avait provoqué une cataracte traumatique. En opérant la cataracte, j'avais espéré que le fragment métallique logé dans la lentille cristallinienne sortirait avec elle. Deux mois après l'extraction, l'œil redevint rouge, larmoyant, et la vision s'affaiblit. Je craignais l'influence sympathique de l'organe malade, et je prévins le patient que l'œil sain était menacé. Puis, comme je prévoyais qu'il se déterminerait difficilement à se laisser enlever l'œil blessé, je l'envoyai consulter d'autres médecins oculistes. Ils furent unanimes à lui proposer l'amputation. Il revint alors se faire opérer, et, après l'énucléation, je trouvai dans le fond de l'organe enlevé, au fond d'un décollement rétinien, un fragment métallique implanté dans la sclérotique. — Depuis, je lui ai placé un œil artificiel.

— F....., domestique, âgé de 34 ans, reçut un coup sur l'œil droit qui amena insensiblement une dégénérescence cataracteuse molle de la lentille cristallinienne. Ce jeune homme, ayant des habitudes alcooliques, fut fort indocile pendant l'opération, et il se produisit un prolapsus considérable du corps vitré. Il s'ensuivit une réaction inflammatoire intense que les applications réitérées de ventouses Heurteloup et du froid localement employé n'arrivèrent pas à arrêter. Il y eut iridochoroïdite avec menace d'ophthalmie sympathique; si bien que, trois mois après, j'étais obligé d'amputer l'œil opéré pour préserver l'organe sain. Je pratiquai l'énucléation avec beaucoup de peine, avec le docteur Veyrat, quoique le malade fût soumis aux vapeurs chloroformiques, à cause de la surexcitation due à l'abus de l'alcool. Plus tard, je lui appliquai une protèse oculaire.

Décollement de la rétine.

Mlle P...., âgée de 30 ans, est excessivement myope; sa réfraction est de — 12 D, ancien — 3 pour chaque œil, et son acuité mauvaise, S = 1/16, staphylôme postérieur très-étendu. Elle fit une chute du haut de sa hauteur, et sa tête heurta contre le sol en frappant sur la partie latérale gauche du front. Très-étourdie par cette chute, elle se releva néanmoins, et, quelques instants après, elle s'aperçut qu'elle voyait moins de l'œil gauche. En s'examinant plus attentivement, elle constata qu'elle ne distinguait pas dans le champ visuel inféro-interne de cet œil.

Huit jours après, je l'examinai et je trouvai un décollement rétinien en haut et en dehors; je fis le lendemain une ponction avec le couteau de de Græffe dans

*

l'épanchement ; l'instrument fut introduit de 4 à 5 millimètres, puis maintenu en place en lui faisant décrire un quart de tour ; il sortit un peu de liquide. L'œil fut placé au repos sous le bandeau, et la malade garda le lit pendant huit jours. Quand je l'examinai après cet intervalle, la rétine s'était réappliquée et la vision rétablie. Quinze jours après, le décollement se reproduisit ; je fis encore une tentative qui ne donna aucun résultat satisfaisant. Cet œil fut perdu pour toujours.

Mᵐᵉ S....., de Sainte-Hélène, âgée de 50 ans, avait très-bonne vue. Elle fit une chute qui amena un décollement rétinien de l'œil droit, en haut et à droite en dehors. Je pratiquai la même opération, et le succès s'est maintenu.

Mᵐᵉ M....., de Cusy, âgée de 42 ans, vint me consulter : elle avait un œil perdu par irido-choroïdite chronique ; l'autre, le gauche, avait perdu brusquement la vue depuis huit jours. Je constatai un décollement rétinien. La malade fut opérée par le même procédé, et, après huit jours de repos, la vision était rétablie et la rétine réappliquée sur le choroïdite. Mais cette personne revint trois mois après me montrer l'œil où il y avait eu le décollement rétinien ; il était atteint d'iritis chronique. Je fis une iridectomie sur chaque œil. Ce décollement était donc une manifestation d'ophthalmie sympathique. Chose bizarre, la réapplication de la rétine sur la choroïdite avait persisté.

Réflexions. — Le décollement de la rétine est une affection dont la guérison est bien aléatoire, et il faut toujours tenter la ponction scléroticale comme je l'ai indiqué, parce que, si elle échoue, au moins elle n'aggrave jamais l'état de l'œil.

Chalazion ou Granulôme.

Il serait trop long d'énumérer les unes après les autres toutes les opérations de granulôme des paupières. Voici seulement quelques réflexions sur ce sujet.

Autrefois je me servais de la pince de Desmarre, et, après l'incision, j'introduisais le porte-nitrate dans la petite cavité.

Outre l'inconvénient de la petite réaction inflammatoire produite par la cautérisation, réaction inflammatoire qui amène quelquefois une hypérémie générale de la conjonctive, j'ai constaté que le porte-nitrate est un instrument défectueux. Il a pour but de protéger par son mécanisme le bord de la plaie, en retirant à l'intérieur le crayon qui a agi seulement dans le granulôme ; comme le crayon d'argent rentre dans son étui tout mouillé, il ne tarde pas, vu son petit volume, à y fondre, en sorte qu'il faut le renouveler à chaque opération.

J'ai ensuite remplacé le porte-nitrate par l'introduction d'un petit fragment du crayon, à l'aide d'une pince à iridectomie. Ce moyen est préférable au porte-caustique.

En 1878, j'ai mis à profit les leçons du professeur de Wecker, et aujourd'hui je me contente de retourner la paupière, que je tiens renversée avec les doigts; j'incise le granulôme, et j'en râcle la surface interne avec la petite gouge qui me sert à détacher les corps étrangers implantés dans la cornée. La réaction inflammatoire consécutive est très-modérée et suffisante pour amener l'oblitération du petit kyste palpébral.

———

Corps étrangers de la cornée.

Il ne se passe pas de semaine où je n'aie l'occasion de voir des corps étrangers implantés à la surface de la cornée. Ce sont, ou des fragments de charbon, ou des paillettes de fer ou de meule. Parmi les corps fixés à la surface de la cornée, il n'en est pas qui donne lieu aux méprises les plus étranges comme la moitié d'une coque de grain de millet. Il arrive parfois qu'elle est prise pour une pustule ou un ulcère et soignée par la cautérisation.

A l'aide de la petite gouge construite à cet effet, l'ablation des corps étrangers de la cornée n'offre aucune difficulté, et n'oblige jamais d'avoir recours à la fixation de l'œil.

La pénétration du corps étranger dans le tissu de la cornée exige parfois une vraie opération pour l'extraire.

Un ancien mineur reçut un éclat de pierre dans la partie inférieure de la cornée gauche, qui pénétra et resta dans le tissu. Ce fragment était très-petit, et la plaie d'entrée se ferma. La présence de ce corps déterminait une photophobie et un larmoiement continuels avec douleur ciliaire périorbitaire, sans que la réaction inflammatoire du globe oculaire fût très-intense. On ne le voyait qu'à l'éclairage latéral et dans une certaine position. Je fus obligé de faire une kératomie avec le bistouri effilé de de Grœffe, et je fus assez heureux pour faire coïncider mon incision avec le siége du fragment de pierre; il sortit avec mon couteau. La guérison fut complète en très peu de temps.

Il est un accident qu'on observe ordinairement en automne, au moment de la récolte des châtaignes, c'est l'implantation dans la cornée d'un morceau des piquants qui protégent l'enveloppe extérieure de ces fruits. Cela a lieu d'habitude de la façon suivante : la personne regarde en haut alors qu'une châtaigne tombe sur son œil sans que la paupière ait le temps de s'interposer. Le piquant retiré immédiatement n'a aucune suite grave ; si on néglige de l'extraire, l'œil est gravement compromis. L'extraction de ces aiguilles ligneuses, cassées souvent au ras de la cornée, est parfois fort laborieuse ; si la gouge et la pince ne peuvent pas en triompher, il n'y a pas à hésiter, il faut pratiquer une incision avec beaucoup de soin pour la faire coïncider avec le lieu d'implantation du corps étranger. Cette année-ci j'ai vu plusieurs cas de ce genre, et j'ai observé aussi des agriculteurs négligents qui venaient trop tard demander du secours. Je me suis très-bien trouvé d'opérer ces cas à l'aide d'un fort éclairage latéral, en raison de l'exiguïté du corps étranger logé dans l'épaisseur de la cornée.

Paracentèse oculaire.

Le nombre considérable de paracentèses oculaires que j'ai pratiquées se rapportent presque toutes aux abcès et ulcères de la cornée, affections dans lesquelles il importe de diminuer la pression intérieure de l'œil et de faire sortir le pus de la chambre antérieure. Cette petite opération, absolument inoffensive, ne présente quelque difficulté d'exécution que chez les enfants, et, comme il est urgent quelquefois de la répéter plusieurs fois de suite, les parents admettent difficilement qu'on ait recours au chloroforme aussi fréquemment.

Dans ces cas, si l'enfant n'est pas très-âgé, je fais la paracentèse en immobilisant la tête du petit patient entre mes genoux, et, faisant relever la paupière par un aide ; mais si le sujet est trop âgé et qu'il ne consente pas à se laisser toucher, il faut absolument recourir à l'anesthésie. Je dois dire qu'une main un peu exercée arrive très-bien à pratiquer la paracentèse sans fixation de l'œil.

Tumeurs de la cornée.

Observation de sarcome de la cornée, publiée dans le 5° Bulletin de la Société médicale. — Résumé.

En avril 1875, M. C.... venait me consulter pour une tumeur de la cornée. Cette tumeur occupait exclusivement la cornée de l'œil gauche ; elle en recouvrait, à peu de chose près, la moitié externe. De couleur et d'apparence charnue, de consistance dure, à surface lisse, elle avait 3 à 4 millimètres d'épaisseur. Son bord externe coïncidait avec le bord sclérotical, et son autre bord cachait la moitié de l'orifice pupillaire ; son tissu se confondait intimement avec le tissu cornéen. A la partie extéro-supérieure, des vaisseaux conjonctivaux, augmentés de volume, venaient se jeter dans la tumeur. A part ces trois ou quatre gros vaisseaux, rien autre d'anormal dans la sclérotique, la conjonctive, l'iris ou le fonctionnement de l'œil. Cette tumeur n'était pas douloureuse, elle gênait un peu l'occlusion des paupières.

Le malade racontait que le néoplasme avait débuté par un petit bouton rouge, gros comme un grain de millet, à la partie supéro-externe de la cornée, à l'union de la cornée avec la sclérotique. Cette tumeur s'était ensuite développée lentement.

Je l'opérai une première fois le 14 avril ; les mords de la pince à iridectomie n'avaient aucune prise sur elle. Les paupières étant maintenues écartées à l'aide du blépharostat et l'œil fixé, je rasai la surface de la cornée avec le couteau de de Grœffe. L'instrument tranchant grinçait en coupant ce tissu, qui saignait abondamment. Je râclai jusqu'à ce qu'à l'éclairage oblique j'aperçusse le tissu transparent de la cornée, puis je réséquai un lambeau conjonctival comprenant dans son épaisseur les vaisseaux nourriciers du néoplasme. La cicatrisation fut rapide. Trois semaines après, le tissu cornéen qui supportait la tumeur avait repris sa transparence, et on voyait l'iris à travers.

L'année suivante, la tumeur réapparut identique. Je l'opérai de nouveau et de la même manière.

Cinq mois après, récidive. Je l'envoyai alors aux docteurs Dufour et Recordon, à Lausanne, qui me confirmèrent dans mon diagnostic de sarcome de la cornée. Ce diagnostic et cette récidive justifiaient l'énucléation du globe oculaire, devant laquelle le malade recula, mais qu'il accepta dix-huit mois après, non pour cause de douleur, car il n'avait jamais souffert, mais parce qu'il était gêné.

En effet, le néoplasme avait repullulé et avait envahi toute la cornée. Le malade avait, au devant de l'œil, une tumeur rougeâtre, membraneuse, saignant facilement, et volumineuse au point d'empêcher absolument l'occlusion des paupières.

Voici le résultat de l'examen pathologique. L'œil était sain intérieurement, ce dont je me doutais, puisque le malade avait pu encore, malgré la tumeur, distinguer le jour de la nuit. Je fis une incision cruciale sur le globe oculaire à partir de son pôle postérieur. Je ne trouvai rien de remarquable sur le nerf optique ni sur les enveloppes et milieux de l'œil. Après avoir enlevé le cristallin, qui avait conservé toute sa transparence, je regardai le jour au travers du segment antérieur de l'œil, et je distinguai réellement, surtout à la périphérie, le passage de mes doigts au-devant de la tumeur cornéenne.

Je sectionnai celle-ci d'avant en arrière, en comprenant le tissu kératique dans ma section, et je constatai que la coupe de la cornée avait conservé partout son épaisseur. Le tissu paraissait sclérosé, et le néoplasme adhérait seulement à la face épithéliale. L'épaisseur de la tumeur atteignait 4 à 5 millimètres. La surface de section avait une teinte gris-rougeâtre. La surface externe, mamelonnée, ne dépassait pas les limites du limbe scléro-cornéen; cette tumeur n'intéressait pas l'épaisseur de la cornée, qui, en aucun point de sa face postérieure, n'offrait une altération quelconque.

Le tissu de la tumeur avait une consistance molle, et adhérait fortement par tous ses points avec la surface externe de l'œil.

Tel est l'examen pathologique microscopique de ce néoplasme, qui constitue une affection assez rare du globe oculaire.

L'an passé j'eus l'occasion d'opérer une tumeur analogue chez un agriculteur des environs d'Yenne, âgé de 72 ans; j'ignore ce qu'il en est résulté.

Observation d'épithélioma de la cornée. — Opération. — Guérison.

Un jeune religieux avait à la partie externe de la cornée droite une tumeur rougeâtre, dure et résistante, ayant son point de départ à la périphérie de la cornée et empiétant sur elle. Elle avait progressé sans douleur.

Un pinceau de fins vaisseaux conjonctivaux se rendait à sa circonférence. Elle n'occupait que le quart du diamètre de la cornée.

L'opération fut faite en rasant la surface de la cornée avec un couteau de de Grœffe, l'œil étant fixé, puis en réséquant un lambeau de conjonctive comprenant dans son épaisseur les vaisseaux. La surface, de la plaie fut cautérisée avec le sulfate de cuivre en cristal. La guérison fut rapide, et la récidive n'eut point lieu.

Entropion de la paupière inférieure.

Je n'ai pratiqué cette opération que de la façon suivante : après avoir insensibilisé la partie avec l'éther pulvérisé au moyen de l'appareil de Richardson, je fais un pli transversal à la paupière inférieure, que je détache d'un seul coup de bistouri, puis je réunis avec la suture entortillée.

Ectropion de la paupière inférieure.

Plusieurs cas furent guéris par le seul rétablissement du cours normal des larmes, parce qu'ils étaient la conséquence de l'éversion des points lacrymaux.

CONCLUSIONS.

Arrivé à la fin de cet exposé, je dirai d'une façon générale : Le procédé opératoire varie forcément, suivant les conditions dans lesquelles on se trouve, et la meilleure façon d'opérer ne convient pas toujours dans la clientèle. Sous ce rapport, rien ne vaut un service hospitalier. On ne peut pas toujours faire ce que nos maîtres nous ont appris être le meilleur. Il faut savoir se plier aux exigences du moment.

Le chirurgien ne peut pas adopter un système. Il est souvent obligé, en dehors des progrès de la science, de modifier ses procédés, suivant que l'expérience et le résultat obtenu lui indiquent quelle voie il doit poursuivre.

Le chirurgien doit constamment se tenir au courant des découvertes ; car il suffit d'une simple modification d'outillage, ou l'invention d'un instrument, pour obtenir du succès et rendre possibles des opérations qu'on n'aurait pas osé entreprendre sans cela. Ainsi l'atmosphère phéniquée rend aujourd'hui possible l'ouverture d'une articulation ou celle du péritoine sans craindre les complications les plus graves.

Enfin, après un certain temps de pratique, l'opérateur prend une manière de faire qui lui est propre, et qui se compose de ce qu'il a vu faire et de ce qu'il a pu acquérir par son expérience personnelle, parce qu'en chirurgie l'exercice manuel a une très-grande importance. Plus on répète souvent une opération, plus on acquiert d'habileté à la faire, et plus les succès sont nombreux.

ERRATA

Page 4 , ligne 4 , *au lieu de :* des intéressés — *lisez :* des
gens intéressés.

Page 5, ligne 1re, *au lieu de :* a une hernie — *lisez :* avait
une hernie.

— lignes 2 et 3, *au lieu de :* cette hernie n'est jamais
sortie, elle est maintenue par un bandage — *lisez :*
cette hernie, maintenue par un bandage, n'était
jamais sortie.

— ligne 16, *au lieu de :* qui s'opère avec plus de succès
quand, etc. — *lisez :* qui est souvent suivie de
succès quand.

Page 6, ligne 15, *au lieu de :* porte une hernie inguinale
droite qu'il maintient, etc. — *lisez :* portait une
hernie inguinale droite qu'il maintenait.

Page 7, ligne 2, *au lieu de :* est à l'hôpital d'Aix-les-Bains
pour un étranglement herniaire. La tumeur est,
etc. — *lisez :* était à l'hôpital d'Aix-les-Bains pour
un étranglement herniaire. La tumeur était, etc.

— ligne 15, *au lieu de :* est pris en juillet...... Le
malade est porteur d'une hernie inguinale gauche
qui s'est étranglée — *lisez :* fut pris en juillet.....
Le malade était porteur d'une hernie inguinale
gauche qui s'était étranglée.